编著·陶晨　傅伟才

爱眼护眼路上

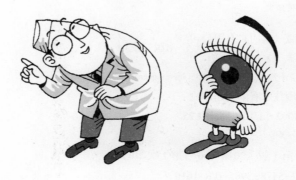

上海科学技术出版社

图书在版编目（CIP）数据

爱眼护眼路上指南针 / 陶晨，傅伟才编著 . —上海：
上海科学技术出版社，2018.6
ISBN 978-7-5478-3985-0

Ⅰ.①爱⋯　Ⅱ.①陶⋯　②傅⋯　Ⅲ.①视力保护

Ⅳ.① R77

中国版本图书馆 CIP 数据核字（2018）第 081761 号

- -

爱眼护眼路上指南针
编著　陶晨　傅伟才

上海世纪出版（集团）有限公司
上 海 科 学 技 术 出 版 社　出版、发行
（上海钦州南路 71 号　邮政编码 200235　www.sstp.cn）
浙江新华印刷技术有限公司印刷
开本 787×1092　1/16　印张 7.25
字数：120 千字
2018 年 6 月第 1 版　2018 年 6 月第 1 次印刷
ISBN 978-7-5478-3985-0/R·1610

定价：35.00 元

内容提要

　　本书以眼科临床研究和实践为基础，提炼适合大众学习的医学知识，用通俗易懂的文字，介绍眼睛结构以及与眼科有关的检查和治疗等内容，针对日常生活中与眼睛健康有关的问题进行阐述。

　　本书采用较为活泼的形式，通过提问题的形式将读者引入文章，图文并茂，文后附有小贴士，旨在普及眼部疾病知识，平衡学习、工作、娱乐和运动，点亮心灵之窗。

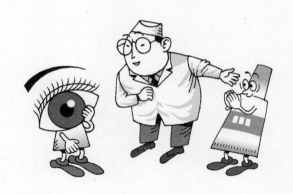

前　言

　　眼睛是非常重要的一个器官，85% 的日常信息都是通过眼睛获得的。同时，眼睛又是一个充满奥秘的器官。谈起与眼睛疾病和视力相关的问题，许多人都会发表或接受一些似是而非的观点，这样往往会误导患者的治疗。平时坐诊时，经常会听见一些在候诊的患者谈论眼科手术的问题，听起来着实可笑："眼睛很小的，又很'小气'，所以眼科医生很有办法的，把眼睛挖出来，开刀，弄好了，再装进去。"随后旁人会发出一阵唏嘘不已的声音："哎呀，太可怕了，我是不敢开刀的。"

　　曾经在媒体上看到一则医疗纠纷的报道：一位患者在眼科检查时，医生用裂隙灯（一种眼科必备的检查设备，对眼睛绝对无任何伤害）检查眼睛，裂隙灯的灯光像一把刀一样，把患者眼睛照坏了。看了这则新闻，我顿感目前医患沟通问题的严重性，面对这些以讹传讹的信息，我觉得有责任加强患者教育方面的工作。患者教育需要在平时临床工作中（比如门诊诊疗过程中）进行，也需要在病房查房过程中进行，当然，更需要通过各种媒体进行。

　　我师从我国著名小儿眼科专家——孙慧华教授至今有 20 余年了，受到她细致耐心诊疗作风和高尚医德的影响，在平时的临床工作中总是尽可能与患者多交流、多解释。我经常会用通俗的话语对患者进行解释和指导，如"要看名字，不要看瓶子"，让患者知道不要误滴眼药水。即便如此，临床上还会有许多患者由于对疾病的误解或不理解，而影响了正常的检查和治疗。虽然我在门诊和病房查房时也会和患者及其家属沟通，但是迫于紧张的工作时间，不能详细阐述，不能针对性地解释疾病的发生、发展及其预防和治疗的方法，所以，我非常想通过一本系统性的患者教育图书，帮助和指导眼科患者及其家属认识常见疾病、熟悉诊疗规范。

　　本书通过四个部分介绍相关用眼知识。第一部分为基础知识，介绍眼睛以及与眼科有关的检查和手术治疗的内容；第二部分是疾病防护，针对婴幼儿和青少年所关心的眼病进行阐述，解释一些最为常见的现象和患者最为关心的问题；第三部分为实用护眼知识，针对日常生活中与眼睛健康有关的问题进行介绍，如太阳镜的使用、激光笔的危害和眼药水的使用等；第四部分是饮食保健指导，对如何通过摄入健康的食物来保持健康的身体和明亮的眼睛进行阐述。本书内容全面，图文并茂，通俗易懂，为人们爱眼护眼指出一条光明之路。

陶晨

2018 年 3 月于上海

阅读小助手

在医学临床实践中，例如医学专著和学术论文、病历和处方、体检报告以及各种检验报告的书写中，习惯使用外文符号作为计量单位名称。为了与临床"接轨"和对照，本书中的计量单位名称也用外文符号表示。为方便读者阅读和理解，特将本书中出现的计量单位外文符号做如下注解。

kJ= 千焦，热量的法定计量单位。

kcal = 千卡，俗称大卡、热卡，热量的非法定计量单位。1 kcal=4.148 kJ。

mg= 毫克，重量、质量的法定计量单位。常作药物计量单位。

g= 克，重量、质量的法定计量单位。50 g=（市制）1 两，500 g=（市制）1 斤。

kg= 千克，重量、质量的法定计量单位，也称公斤。1 kg=（市制）2 斤

ml= 毫升，容积、体积的法定计量单位，旧称 cc。

L= 升，容积、体积的法定计量单位，俗称立升。

mm= 毫米，长度的法定计量单位。

cm= 厘米，长度的法定计量单位，俗称公分。与市制单位换算：1 寸 =3.3 cm。

m= 米，长度的法定计量单位，俗称公尺。与市制单位换算：1 尺 =0.33 m。

mmHg= 毫米汞柱，压力的计量单位，临床上常用于测量血压。与法定计量单位千帕（kPa）的换算：1 mmHg=0.133 kPa（千帕）。

U= 单位，常见于注射胰岛素的计量单位。

μU/ml= 微单位 / 毫升，常见于血液中胰岛素浓度的计量单位。

μmol/L= 微摩 / 升；mmol/L= 毫摩 / 升。物质的量浓度单位，常见于临床检验值。

mg/dl= 毫克 / 分升，旧制单位，但临床检验常用于表示某一物质的浓度。与法定计量单位 mmol/L 之间，根据被检测物质的原子量或分子量不同，有相应的换算系数。如血糖 mg/dl → mmol/L，换算系数 =0.056。

g/（kg·d）= 克每千克日，临床常用于蛋白质等的摄入量。例如限制患者蛋白质摄入量为 0.6 g/（kg·d），即按每千克体重每日摄入蛋白质 0.6 g 计，患者体重如为 50 kg，则每日蛋白质摄入量不宜超过 30 g。

目　录

爱护你的眼

护眼小技巧

了解你的眼

你是我的眼
带我领略四季的变换

你是我的眼
带我穿越拥挤的人潮

你是我的眼
带我阅读浩瀚的书海

因为你是我的眼
让我看见
这世界就在我眼前

多么美但略带伤感的歌词，有一双明亮的眼睛是多么重要！

"你是我的眼"
——眼睛的结构与功能

眼睛就像一台照相机

"眼睛就像一台精密的照相机",这是我们经常做的比喻。确实,从仿生学的角度来讲,照相机就是根据眼睛这个非常神奇的器官仿制而成。让我们由外到里对比一下眼睛与照相机的相同点和不同点。

1. 眼睑　最外层的眼睑就好比是照相机的镜盖,睡觉时合拢,看东西时睁开。通常,人的眼睛每分钟眨眼 15 次左右,眨眼的目的:①每一次眨眼都可以将泪液涂布于角膜表面,使得角膜保持湿润。②眨眼可以将眼睛表面的细胞碎屑、细菌等物质清除掉。

2. 角膜和晶状体　角膜和晶状体就如同照相机的镜头,照相机可以对准目标进行对焦,同样,我们人眼的对焦功能非常强大。通常情况下,对焦不会由人体感受到。当然,有些患者的眼睛调节迟滞,或者由于年纪大了,调节功能下降(犹如橡皮筋老化,弹性下降),就会出现猛地一看是模糊的、稍微停顿一会儿就能看清物体的情况,这就是一个可以感受到的对焦过程。另外,我们人眼能看清物体的范围相当大,从离开眼睛几厘米到看到天空月亮的距离,人眼都能运用自如;不像照相机的镜头,还要根据使用的范围更换镜头,有一大堆长枪短炮。

3. 瞳孔　瞳孔就好比是光圈。在亮光下,为了减少进入眼睛的光线,瞳孔会自动缩小;在暗处,为了能最大可能看清东西,又会自动将瞳孔放得很大。就

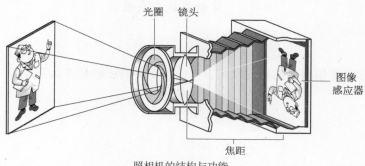

照相机的结构与功能

像猫咪的眼睛，白天如一条缝，晚上瞳孔是圆圆的。

4. 视网膜　我们的视网膜就像是照相机的底片，将外面的物象感知在视网膜上，同样也形成一个倒影。

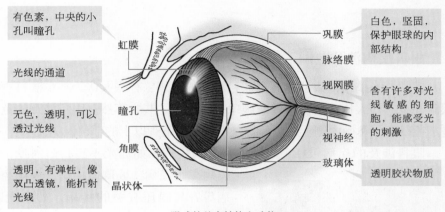

有色素，中央的小孔叫瞳孔 —— 虹膜

光线的通道

无色，透明，可以透过光线 —— 瞳孔

角膜

透明，有弹性，像双凸透镜，能折射光线 —— 晶状体

巩膜 —— 白色，坚固，保护眼球的内部结构

脉络膜

视网膜 —— 含有许多对光线敏感的细胞，能感受光的刺激

视神经

玻璃体 —— 透明胶状物质

眼球的基本结构和功能

眼睛不仅是台普通照相机

眼睛不仅是台普通照相机，它更是一台由双眼组成的立体照相机，帮助我们看到生动活泼的外界事物。我们人眼接受外界光谱范围相当广，因此能够在不同的光线下最大限度地看清物体。另外，由于眼睛是一个随着年龄增大逐渐生长发育到成熟而至衰老的器官，在不同的年龄阶段，视觉功能是不同的。早期（婴幼儿时期）的视觉损害对视力发育具有严重的危害性。同时，眼球周围的附属器官对眼球的生长发育、眼球功能的维护具有相当大的作用。

小贴士

▫ 用照相机来比喻眼睛是非常贴切的；同样，某些眼科疾病也可以用照相机的部件损坏来形容。比如，角膜混浊和晶状体混浊就好比是照相机的镜头模糊、损坏了，需要更换角膜和晶状体（角膜移植或白内障摘除联合人工晶状体植入手术）；眼底病变如视网膜裂孔、黄斑变性等，就如同照相机的底片损坏了，冲印出来的照片也就坏了；眼球外层厚厚的巩膜和色素膜就像照相机的机壳，可起到保护眼睛不受外界干扰的作用。

"病急"不能"乱投医"
——看门诊还是看急诊

眼科疾病涉及范围

常常有人搞不清眼科和耳鼻喉科涉及的范围：有些人认为耳鼻喉科也看眼睛，也有些人认为看眼科就是眼球有问题了。其实不然。眼科涉及的范围是眉毛以下、鼻梁内侧、外侧眶骨以内、下方眶骨以上的部位。

眼科涉及的疾病包括：与视觉有关的疾病，如屈光不正、白内障、角

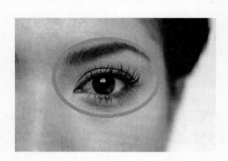

膜病、眼底病、玻璃体疾病、视神经疾病等；与眼压有关的疾病，如青光眼；与眼球运动有关的疾病，如复视、斜视；涉及泪液分泌和排泄的疾病，如干眼症、泪道疾病等；与免疫相关的疾病，如葡萄膜炎；涉及眼部美容的疾病，如上睑下垂、眼睑外翻或内翻等；眼外

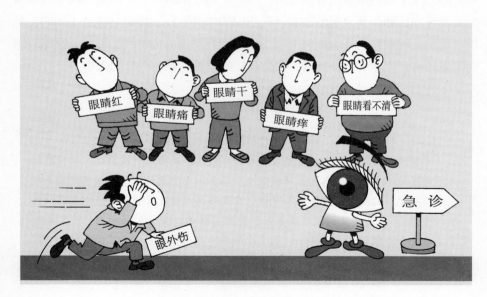

伤，如机械性损伤、眼睛被化学性物质损伤。

门、急诊的选择

如何选择看门诊还是看急诊呢？对于这个问题有些人往往会误解，时间赶不及了就选择看急诊，哪怕是配个药也挂急诊，这是一种严重的认知错误，而且是对他人不利的行为，因为眼科急诊是针对紧急需要处理、争分夺秒抢救的疾病的，如眼球穿孔、眼外伤或者眼底血管阻塞等。门诊和急诊处理疾病的方式有所不同：急诊是针对性处理，以急救、止痛、止血为主；门诊需要对疾病进行更为深入细致的检查、鉴别诊断、病因分析，从而做出准确的诊断。另外，急诊和门诊的药物使用权限也有所不同（很多门诊的药物无法通过急诊处方取药）。

小贴士

□ 如果任何人不论病情轻重缓急，只为了自己的方便而随意挂急诊，那么就有可能占用了宝贵的医疗资源，影响其他真正需要进行急诊治疗的患者，大家想想这个后果有多可怕！

眼睛不好就是视力不好吗
——视功能

视功能

提到视功能，大众往往会想到视力，这也是患者经常听到医生所说的关于眼睛功能的名词。一般人都会理解为：某人的视功能受损了，就是这人的视力不好了。其实视功能不仅仅是指视力。那么视功能究竟是什么样的功能，包括哪几方面呢？

视功能就是指与视觉功能有关的中心视力、周边视力、立体视觉、色觉、明适应、暗适应、对比敏感度等。

中心视力

通俗来讲，中心视力包括看远的视力和看近的视力。看近的视力是我们日常使用非常广泛的，大多数人到了 45 岁左右，可能出现看近疲劳、视物模糊，这就是视近功能出现障碍了。当然，有远视的患者可能会比较早地出现看近功能下降，这就是我们所说的"早花"。

周边视力

周边视力就是指视野，也就是看东西的范围，这种功能与视力不一定成正比。有的人视力很好，但是视野非常小（比如典型的青光眼患者），这种情况也是盲。

立体视觉

立体视觉是双眼视功能的最高级别，它是一种有景深的感觉。

小贴士

▫ 视功能检查包括视觉心理物理学检查（如视力、视野、色觉、暗适应、立体视觉及对比敏感度）及视觉电生理检查两大类。

工欲善其事，必先利其器
——常见眼科检查

眼科查体，通常需要进行的是眼底镜检查、裂隙灯检查、眼压测量、OCT 和眼部超声波检查等。患者看到的总是外观相似的机器：把下巴放在托架上，前额顶住。然后医生开始检查。这些设备到底检查什么疾病，对眼睛有损伤吗？

常规眼科检查利用眼睛的透光性原理，通过不同度数的透镜，观察眼睛不同部位的结构和是否存在病变。眼科检查用得最多的就是裂隙灯，此检查采用裂隙光，对我们眼睛里的透明组织（如角膜、晶状体等）进行光学照射、观察，不会对眼睛造成伤害。

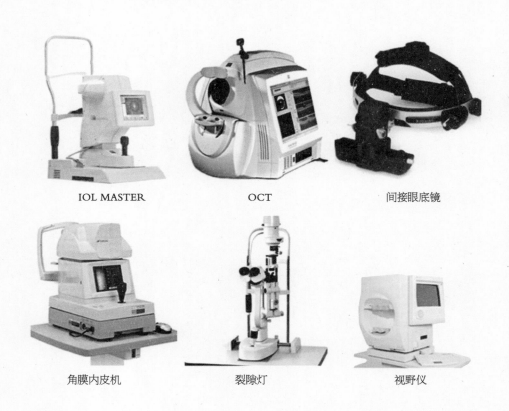

IOL MASTER　　　　　OCT　　　　　间接眼底镜

角膜内皮机　　　　　裂隙灯　　　　　视野仪

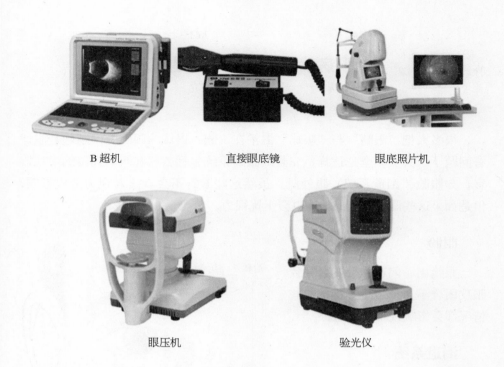

B 超机　　　　　　直接眼底镜　　　　　　眼底照片机

眼压机　　　　　　　　　验光仪

小贴士

▫ 所有上述眼科仪器检查都不会对眼睛造成影响。

眼病就是眼球出了问题吗
——完整眼睛系统

很多人把"眼睛"与"眼球"混淆在一起，误认为眼睛有问题就是眼球有问题了。其实不全是这样。完整的眼睛系统包括眼球和眼球周围的附属器官，如眼睑、泪道系统、眼外肌。虽然这些器官不会直接对视力造成影响，但是如果这些器官功能异常，也会干扰视力。

眼睑

眼睑出了问题，可能会导致眼皮闭合不全或眼睑下垂，这些情况都会影响视物清晰与否。

泪道系统

泪道系统出了问题，就会流泪不止，也会影响视物。

眼外肌

眼外肌出了问题，就可能导致视物重影。

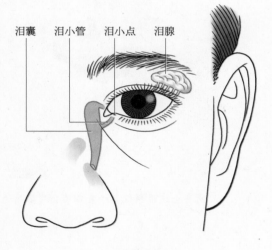

泪囊　泪小管　泪小点　泪腺

泪道系统结构

小贴士

□ 眼睑：俗称眼皮。

□ 泪道系统：帮助眼泪流出的通道。

□ 眼外肌：帮助眼球运动的肌肉。

给窗户安上玻璃
——眼镜的选择

眼镜是最平常不过的生活用品了，几乎每个人或多或少都要使用它。然而，对于如何使用眼镜，你知道多少呢？

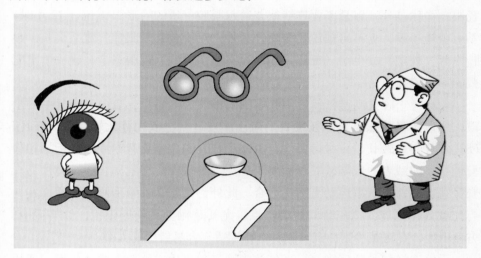

近视眼镜

近视眼镜是要用了才戴，还是一直戴着呢？许多近视患儿的家长认为近视是戴眼镜戴出来的："你们看，孩子没有近视的时候，没戴眼镜；孩子有了近视以后开始戴眼镜，近视度数反而增加了。所以，近视是由于戴镜才越来越深的。"可见，不愿意戴眼镜的原因有：①戴了眼镜后造成近视加深。②戴了眼镜就得一直戴下去了。其实，如果已经出现真性近视，屈光状态是不太可能逆转的；而且，随着年龄的增长，度数一般会继续加深，不戴眼镜就会影响视物，加重眼疲劳，反而容易加快近视的进展。这里需要说明的是，度数的加深并不是戴眼镜导致，而是孩子本身屈光状态发展所引起的。

隐形眼镜

隐形眼镜，医学上称作角膜接触镜，根据材料的软硬分为硬性、半硬性、软性三种。隐形眼镜不仅从外观和便利性方面给近视、远视、散光等屈光不正患者带来了很大的改善，而且拓宽了视野、减少了视物变形，此外，某些特殊的隐形眼镜在控制青少年近视、散光发展，治疗特殊的眼病等方面也发挥了显著的功效。

1. 特点　隐形眼镜对高度近视及高度散光的视力矫正效果比普通眼镜更佳，而且视野不受镜架限制。但是，配戴隐形眼镜时间不宜过长，因为如果长期配戴隐形眼镜，又经常处于空调环境中，眼睛难免干涩疲劳，除了要多眨眼、多休息外，尽量不要连续戴普通水凝胶材质的隐形眼镜超过 12 小时，不可戴镜午睡，更不可戴镜睡整晚。另外，对于合并干眼症、睫毛倒长、眼睑内翻（外翻）或生活（工作）环境属高温多尘的近视眼患者，建议慎重配戴隐形眼镜。

2. 选择　硬式高透氧镜片因其不吸附泪液中的脂质、蛋白及空气中的尘埃，所以不易使眼睛过敏及发炎，对于高度近视、散光等比较合适，而且，硬式镜片寿命较长，可维持 2~3 年。缺点是其配戴需要有专业人士指导和验配调整，配戴者适应期较长，需要 1~2 周，有些人会出现异物感、镜片易滑脱等情况，所以从事运动者较不适合。此外，对于软性隐形眼镜来说，其具有配戴方便迅速、适应时间短的特点，尤其是抛弃式隐形眼镜，价格适中、方便卫生，且可减少蛋白沉着黏附，特别适合容易敏感的人群。

无论选择何种隐形眼镜，都应该先请专业医生详细检查眼睛状况，评估眼表健康情况及泪液功能。镜片配戴后，需在裂隙灯显微镜下评估镜片的定位、松紧度与滑动程度是否合适。若感到眼睛红、肿、痛、痒，视力模糊，或有异物感，应立即就医，以免延误病情。

小贴士

▫ 隐形眼镜的优点：视野范围大、影像真实、舒适、方便、美观、克服大度数屈光参差。

▫ 隐形眼镜的缺点：易导致结膜炎、易产生眼干、易损伤角膜、价格偏贵。

白内障手术名称为何这么神秘
—— 超声乳化手术

随着社会的老龄化，白内障患者越来越多。这些人首先感到视物清晰度和分辨率下降、色彩模糊，尤其是在暗处，看东西更为模糊，似乎始终像有一层磨砂玻璃挡在眼前。然后，就会有视力下降、视物重影的表现。此外，由于白内障出现以后易造成晶状体膨胀，从而造成某些特殊人群（如浅前房者）青光眼的发作，若不及时救治，会导致失明。

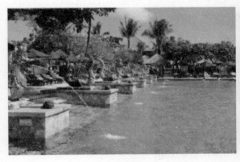
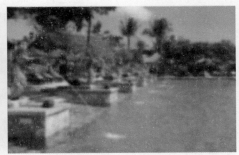

正常人视物　　　　　　　　　　　　　　白内障患者视物

因此，出现白内障以后，如果视力下降明显，工作生活受影响，就需要进行手术。现代白内障手术已经进入微创时代，只需在角膜边缘（也就是黑眼珠边缘）做一个很小的切口，将混浊的晶状体用超声波（手术探针释放的超声波）乳化后吸出即可完成，所以白内障手术又被称为超声乳化手术。白内障超声乳化吸出以后，植入所需度数的人工晶状体，就可以恢复患者的视力。

小贴士

□ 白内障超声乳化手术的优点：手术时间非常短、微创技术伤口小、恢复很快、术后并发症少等。

高度近视就不能"脱"掉眼镜了吗
——屈光手术

　　小王有 1 000 多度近视，想摆脱配戴眼镜的困扰，来到眼科门诊，经过检查发现，由于近视度数太深，不适合进行近视激光手术。这下，小王着急了，近视度数深，难道就不能进行近视矫正手术了吗？其实，近视矫正手术有许多种类：有在角膜上进行矫正手术的激光矫正手术；有在眼内植入人工晶状体的晶状体矫正手术；也有缩短眼球长度的巩膜后固定手术。因此，像小王这样的情况，可以考虑进行（眼内）晶状体植入手术矫正近视眼。当然，在手术前需要进行严密的专科检查，排除眼部其他疾病。

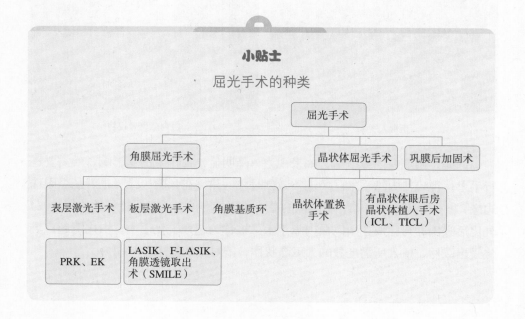

小贴士

屈光手术的种类

14

眼病防与治

小小一只眼球，可以有数百种疾病。人生各个年龄段所患的眼疾也有所不同。我的导师孙慧华教授是著名的小儿眼科专家，因此，我对于小儿眼疾"情有独钟"。现在，一个孩子的健康情况往往牵涉着三个家庭；换言之，一个孩子的不幸将影响到三个家庭的生活。

以前经常和同事聊天时谈到，患有斜视的孩子一般都长得很漂亮，"造物主"发现他们太完美了，所以给了他们一个小缺点，但是我们眼科医生可以改善这个小缺点。现在，经常会在门诊遇到以前手术治疗过的斜视患儿，女孩子长成了亭亭玉立的大姑娘，男孩子长成了帅小伙，看着他们的改变，我感到无比快乐。我希望能以自己的微薄之力，尽量治愈更多孩子的眼疾，为无数的"三个家庭"带去否极泰来的欢乐。

以下我着重介绍一些小儿眼科的常见疾病。

知己知彼，百战不殆
——发现宝宝眼睛有异常

小王刚刚做了妈妈，看着活泼可爱的小宝贝一天天长大，内心有说不出的高兴。看看圆嘟嘟的笑脸，摸摸胖鼓鼓的小手，捏捏圆滚滚的小屁股，希望孩子能健康快乐地成长。但是一想到自己和丈夫的眼睛都不好，就开始担心，孩子眼睛会不会也有问题呢？但是孩子年纪那么小，自己又不会说，这该如何是好？

其实这个问题非常普遍，尤其是现在，大多数家庭只有一个孩子，对于孩子的健康与否尤为关心，都希望能早期发现、早期治疗。那么如何发现自己宝宝的眼睛有异常呢？对于这个问题，需要根据不同年龄做出不同判断。

透明度

人们常把眼睛比喻成心灵的窗户，作为窗户，应该透明、明亮。所以，家长可以先观察宝宝眼睛的黑眼珠（也就是角膜）是否透明，角膜上有无白色斑块、血管纹理。

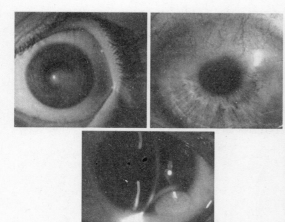

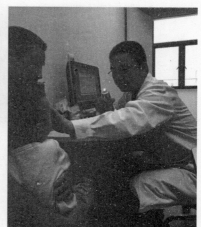

眼睛的透明度

一些角膜的先天性异常可以造成角膜透明度下降、角膜出现新生血管、严重影响视力。角膜与巩膜交界的地方，是角膜畸胎瘤、皮样囊肿的好发处，此处是黑眼珠和白色巩膜交界的地方，这里如有局部隆起，会出现严重的散光，也会影响视力。

大小

接下来应该观察眼球是否特别大或者特别小，一般正常眼球的角膜直径在 11 mm 左右。如果眼球特别大，同时角膜比较混浊，有雾状的感觉，可能是先天性青光眼，俗称"牛眼"；如果眼球特别小，就可能是先天性小眼球、眼球萎缩等。有的宝宝眼睛大小不同，或者双眼都小，有睁不开的感觉，往往抬起头来看人，这就是上睑下垂。

瞳孔

观察瞳孔中央是否有白色反光。正常的瞳孔是黑色的，如果瞳孔中央出现不同程度的白色混浊，可能首先考虑先天性白内障。视网膜母细胞瘤也会有瞳孔区出现白色的改变，某些视网膜疾病（如 Coats 病等）也有白色反光。

活动度和稳定性

6 个月以内的婴儿，由于神经肌肉发育尚未完全，眼球活动可能与成人不同。6 个月以后可以观察到双眼能协同活动，同时向上、下、左、右转动，并且运动的幅度一致。如果双眼出现不停来回抖动，这就有可能是眼球震颤。让宝宝注视手电筒，光线照到角膜上，如果出现在角膜上的反光不对称，一个在中央，一个在角膜的偏侧（非中央），那就有可能是斜视。

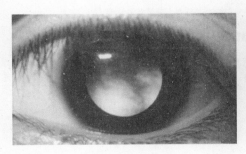

瞳孔中央白色混浊

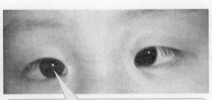

看到黑眼珠的两个光点了吗？如果两个光点中有一个不在中心，就可以初步判断宝宝有斜视。

眼睛的活动度和稳定性

注视能力

正常宝宝能盯着吸引他（她）的目标注视，并且眼球能追随目标的移动而转动，如果表现为视而不见，或者对外界的事物不感兴趣，就有可能为视力异常。当然，最好能知道每只眼睛的看目标能力，有时其中一只眼睛视力好，另一只眼睛视力不好，宝宝也能正常注视目标，这样，一只眼睛很难被发现是否异常。这时候，可以有意识地遮盖一只眼睛，如果发现先被遮盖一只眼睛后无动于衷，而另一只眼睛被遮盖后宝宝烦躁，用手拿开遮盖物，这说明前一只眼睛有异常。

是否流泪

刚出生的宝宝由于泪腺尚未发育完善，所以哭闹的时候是没有眼泪的。以后，如果发现宝宝始终泪汪汪的，甚至眼角有黏脓分泌物，应该注意有无

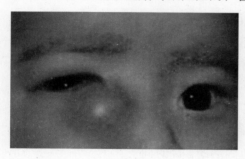

睫毛内翻或者倒睫出现。如果按压眼内角时会有黏浓分泌物从眼角流出，这就提示宝宝可能患有先天性泪囊炎（严重者会有皮肤表现）。

如果家长发现上述情况，就应该及时到医院请眼科医生检查，排除相关疾病，及时发现、及时治疗。

泪囊炎

小贴士

☐ 眼睛出现明显的问题往往会伴有眼睛充血，孩子会有明显的怕光和流泪表现，这点可以帮助家长判断疾病是否严重。

孩子在幼儿园检查眼睛有用吗

——视力筛查的意义和解读

儿童视力发育是一个逐渐完善的过程。现在幼儿园一般都会在中班进行视力筛查，中班儿童一般在 4 岁左右，此时儿童已经有一定的认知水平，便于进行视力筛查。当然，也有针对小于这个年龄儿童的视力筛查，但筛查方式不是指认视力表，而是通过电脑验光仪来检查儿童的屈光状态，如果屈光度数异常，就怀疑儿童有视力问题的可能，也需要到医院进行进一步确认，这也是我们科室每年所做工作的一部分。所以，在幼儿园时期进行儿童视力筛查是必要的。如果筛查存在异常，则会让家长带孩子到相应的医疗机构检查，根据结果，专业医生会给出相应的治疗与建议，以便早期发现屈光不正、弱视等视力异常的眼病，做到早期发现、早期诊断与治疗，争取获得良好的预后。

现在的家长对孩子的任何情况都非常上心，每当幼儿园组织体检后，经常有家长忧心忡忡地带着孩子、拿着体检报告到门诊咨询，主要提示有散光或远视、近视等。当然，这样的体检仍不算最后结论，需要进一步检查才能确认。通常，6 个月到 2 岁的儿童，眼球能精确地做跟随运动，能抓食物和玩具；3~5 岁儿童视力在 0.5 以上，且双眼视力差异不超过 2 行；5 岁儿童视

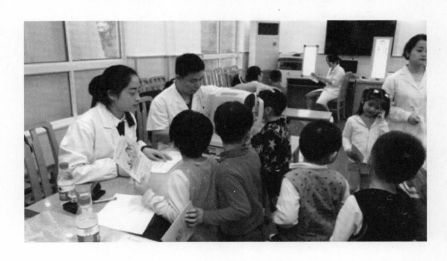

力在 0.6 以上，且双眼视力差异不超过 2 行。

如果查出来有轻微散光（±100 度以内），不影响视力发育，一般是不进行干预的。散光本身是无法改变的，很多家长也不愿接受儿童戴眼镜，其实是否戴眼镜不是最重要的，至关重要的是戴眼镜后能够视物清晰。

如果查出来有远视，先不用太过担心，因为一部分可能是生理性远视，3~4 岁远视 200 度以内、4~5 岁远视 150 度以内、6~8 岁远视 100 度以内，视力都是正常的，都可以认为是生理性远视，随着年龄增长慢慢会正常。如果度数远远超过这个范围，则可能为异常的远视，需要及时到眼科就诊。

如果查出来有近视，那么需要到医院进一步检查，可能需要散瞳验光。

小贴士

□ 目前所用视力表主要检查的是中心视力，即检查视网膜黄斑区中心凹视敏度。

□ 检查视力一般分为远视力和近视力两类，远视力多采用国际标准视力表，此表由 12 行大小不同、开口方向各异的"E"字组成。

爱笑的宝宝泪眼汪汪怎么回事
——泪道阻塞疾病

小王最近发现她的宝宝总是泪眼汪汪，早上起来眼角边上还有一点黄色的分泌物，宝宝眼睛也不红，但是整天泪汪汪，把孩子带到外面玩的时候，眼睛里就会不断地流出眼泪。小王看到这个情况心里很焦急，总是流泪会不会把眼睛弄坏啦？带着这个疑问，小王把孩子抱到眼科医生那里就诊。医生检查了宝宝的眼睛，发现宝宝的问题是泪道阻塞，这是什么引起的呢？原来婴儿在出生的时候，泪道的末端有一层膜，这层膜是封闭泪道的，随着胎儿在妈妈肚子里运动，经过产道的挤压以后，这层膜就会自动破裂，这样就可以达到排泄泪液的作用了。但是，有部分婴儿在出生时这层膜没有被挤破，或者多数是因为剖宫产而没有经过产道挤压的过程，这层膜没有破，导致以后出现泪汪汪的情况。

泪腺结构

主泪腺，也就是通常所说的泪腺，位于眼眶外上方的泪腺隐窝里，由导管来分泌泪液。泪腺通常是暗红色球形结构，当眼睛往内下方转动时，掀开上睑，可以看到部分泪腺。

泪液的排出主要是通过泪道将泪液由眼部排出到鼻腔。泪道有一个非常小的开口叫泪小点，在眼睑的内侧分为上、下两个，然后由上、下泪小点到泪小管合并为泪总管进入到泪囊，最后到鼻泪管开口到鼻腔。在婴儿发育时期，鼻泪管是最后发育成管道系统的部分，新生儿常常出现鼻泪管远端（Hasner 瓣）阻塞的情况，但大多数几个月后自行开放。

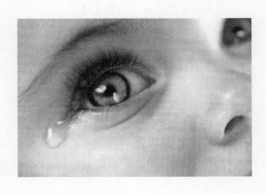

先天性鼻泪管阻塞

先天性鼻泪管阻塞是儿童常见的泪道疾病，通常患儿家长发现在

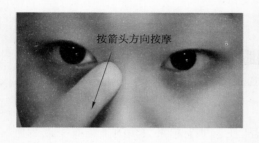

按箭头方向按摩

眼睛的内眦部（内眼角）有黏液和分泌物，早上睡醒后明显，家长总是觉得孩子眼泪汪汪的，尤其是在寒冷的天气或者大风的天气。

保守的治疗措施有：①使用抗生素眼药水或眼膏，减少细菌感染风险，减少脓性分泌物产生。②可以进行泪囊按摩，促进阻塞的鼻泪道通畅，具体操作方法就是用手指（建议剪去指甲，避免划伤孩子皮肤）按压泪囊部，沿鼻泪管向下方的嘴部方向滑动，这样可以将泪囊中的液体向下加压，用液体压力冲开阻塞的鼻泪管（Hasner 瓣）。家长用手指按压眼内角，每天 3 次，1 次在 10 分钟左右，许多孩子就可以恢复泪道通畅。有报道表明，4 个月以内的婴儿按摩成功率较高，可达 50% 以上。

小贴士

□ 如果泪囊按摩没有用，则只能行泪道冲洗了。泪道冲洗是治疗先天性泪道阻塞、新生儿泪囊炎的很有用的方法。经过临床实践证明，冲洗年龄越早，效果越好。对于年龄小的孩子，冲洗的时候只能靠医生和家长一起配合，将宝宝强行抓住，进行泪道冲洗。场面可想而知，孩子在哭，有些家长也在一旁哭，觉得孩子受罪了，心疼啊，更有些甚至放弃了治疗。

□ 我想说的是，面对疾病，家长有时候要"狠心"，此时的狠心换来的是将来的开心。如果延误了孩子的治疗时机，可能会加重泪道阻塞的程度和炎症程度，等到孩子年龄大了再做泪道冲洗或探通手术，效果就差了。有些甚至多次手术还是没有成功，很是遗憾。

看近不清晰，看远也模糊
——屈光不正

近视、远视是人们最为熟悉的眼科疾病。说起屈光不正，许多人就会非常肯定地指出："近视就是看近处清楚、看远处模糊；远视就是看远处清楚、看近处模糊。"是这样的吗？不是！

首先，我们要了解什么是近视、远视。所谓近视是指眼睛在放松的情况下，外界物体的光线经过我们眼睛的屈光系统以后，聚焦在视网膜前面，形成模糊的图像；换句话说，远距离的光线传播到眼睛里面是模糊的，但是近距离的某一点光线经过眼睛以后可以到达视网膜上，也就是可以看清的。例如，200 度的近视，看远处的时候，是模糊的，但是在看近距离 0.5 m 的地方是清楚的。远视就是眼睛在放松的情况下，外界物体的光线经过我们眼睛的屈光系统以后，聚焦在视网膜的后面，形成模糊的图像；换句话说，远视的人，在放松的情况下，无论看近、看远都是模糊的。

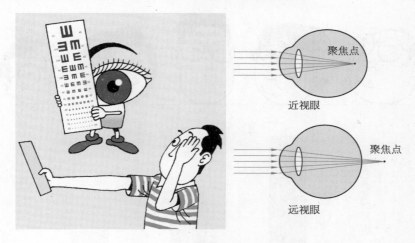

聚焦点

近视眼

聚焦点

远视眼

小贴士

▫ 眼球有一种调节功能，它可以在一定范围内把眼睛看到的像聚焦在视网膜上。

父母有近视，孩子一定有近视吗
——近视的遗传性

研究表明，近视确实是有遗传倾向的。我们经常会发现，许多近视的孩子家长或者家族里的成员也患有近视，尤其是高度近视。

许多研究证据表明，父母有近视，孩子患近视的可能性很大。在美国的一项研究中发现：父母都患有近视的孩子 40% 出现近视；双亲中的一个有近视，孩子出现近视的可能性为 20%~25%；双亲没有近视，孩子出现近视的可能性为 10%。

在遗传性疾病的研究中，对双胞胎的发病情况的研究，最能体现出遗传的关系。英国的一项对 226 对同卵双生子和 280 对异卵双生子的屈光不正发病率的研究发现，屈光不正的遗传性为 84% 和 86%，符合上述美国的研究结果，如果把近视和远视区分开，遗传性更高，近视达到 90%。

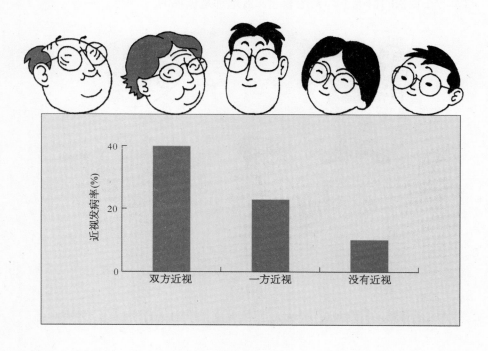

小贴士

□ 对于遗传问题，我们普通人不要太过在意，因为每个人身上都可能带有不良基因，都会遗传给下一代，如果太刻意地深化遗传因素，会造成夫妻甚至家庭的不合。我经常碰到这类情况，外公外婆带着小外孙来看近视的时候，会对医生说，他们爷爷奶奶家有近视；妈妈总是指出他爸爸家有近视遗传等。我会给这些家长解释"遗传"和"遗产"是不同的：遗传是不以个人的意愿来传给后代的；遗产是有明显的个人好恶倾向的。父亲觉得大儿子好，就把大部分的遗产给大儿子；遗传则没有个人的意愿，无论喜欢与不喜欢都存在这个概率。所以，我一直开导家长，遗传是科学家关心的事，对已经发生的近视只要认真对待就好了。

为什么现在近视的孩子越来越多
——近视的诱因

除了遗传因素以外，还有什么会造成近视呢？造成近视的原因有许多，如早产儿的近视发病率就比一般的孩子高，过早地近距离用眼、过多地近距离用眼、坐写姿势不正确、过度用眼（如看电视、玩电子游戏，甚至弹钢琴）都是造成近视发病率增加的原因。

近视增加的原因多种多样：

首先，就是目前大量视频产品的使用，电视机、电脑、手机、Pad等都离不开用眼，而且使用移动视频的时候是一边走路一边看、一边坐车一边看。从视力保护的角度来讲，不要在晃动的车厢里看书，同样的情况下看视频也一样容易造成视力疲劳、近视出现。因此，过度使用视频产品是近视增加的原因之一。

其次，近几年来，对于孩子的教育越来越受重视，很早就让孩子进入了读书、写字的阶段，而且孩子手小，握笔很费劲，笔拿得很低，影响直接看字，为了代偿，孩子会采用歪头的方式，这样就会造成不良的用眼姿势，用眼距离过近，甚至单眼用眼，造成近视或者双眼近视程度差异加大等，严重影响双眼视力发育。由于孩子整天埋头于书面学习，补习班一个接着一个，他们的眼睛没有得到充分休息，这样确实对近视发展起到"推波助澜"的作用。

再者，从我们统计的结果来看，孩子早期进行弹琴、吹笛等乐器训练，也非常容易导致近视的出现，往往随着考级的级别上升，近视的度数也加重。

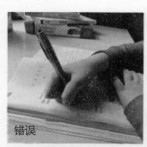
错误
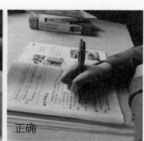
正确
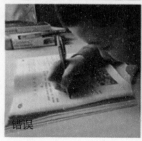
错误
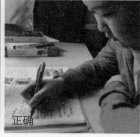
正确

写字姿势示意图

最后，近视与过多的高蛋白、高能量饮食也有关。大量的糖类食物摄入，容易影响钙在消化道的吸收，造成缺钙。而钙对于我们眼球的发育是非常重要的，一些容易造成缺钙的情况，如早产、过敏性疾病、消化不良等，都是容易形成近视的因素。

所以，上述一些我们身边最为常见的原因，或多或少都影响着视力的发展，加速近视的发病。

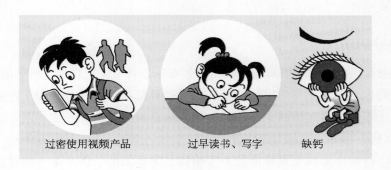

过密使用视频产品　　　过早读书、写字　　　缺钙

小贴士

☐ 世界卫生组织在其"视觉2020"的行动纲要中将近视列为威胁视力的五种主要疾病之一。值得注意的是，在2010年的《全国学生体质与健康调研结果》中：7岁城市男生、城市女生、乡村男生、乡村女生视力不良检出率分别为32.17%、36.43%、24.12%、26.95%，比2005年分别增加8.71%、8.76%、10.56%、10.32%。我国近视发病率逐年上升，发病年龄也不断下降。

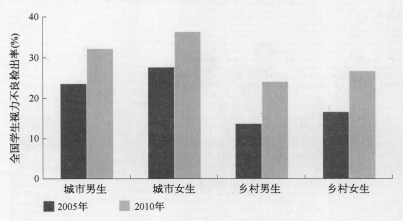

防控近视的"三把刀"

——户外活动、角膜塑形镜和低浓度阿托品滴眼液

目前研究表明，有三种方法可以有效防控近视眼：①更多的户外活动。②角膜塑形镜。③低浓度阿托品眼药水的使用。

户外活动

随着社会经济水平的日益提高，视频娱乐设备（如电视机、电脑游戏机、手机）的大量频繁使用对眼睛造成的负担也日益增加。同时，由于许多家长认为孩子不能输在起跑线上，超前、超量地进行课业教育、参加课外辅导班（如画画班、钢琴班、国学班、奥数班、英语班等），这些课程五花八门、纷繁复杂，以致许多孩子早早地戴上了眼镜。另外，由于许多孩子用眼姿势不正确，握笔过低，看书、写字歪头或者用眼距离过近，这些因素都造成了近视发病率的增高。

大量的临床研究表明，减少用眼负荷、每日户外活动时间超过 2 小时的儿童，近视发病率是明显降低的。户外活动不但让眼睛有休息的时间，而且因为有阳光自然光线的作用和户外的生物调节作用，有利于减缓近视的发生发展。因此，我们提倡"每天户外活动 2 小时，减少近视发病"。

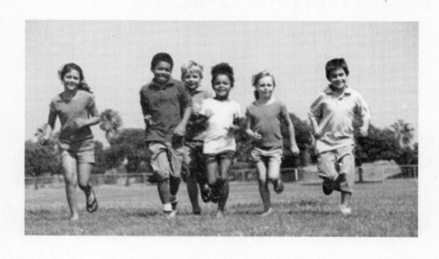

角膜塑形镜

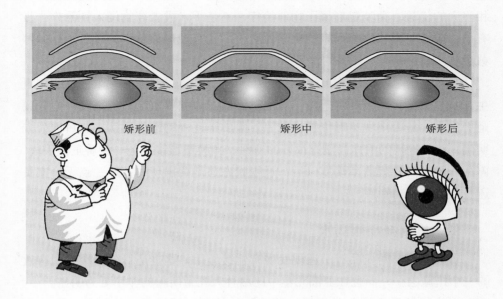

矫形前　　　　　　　　矫形中　　　　　　　　矫形后

　　"OK"镜学名为角膜塑形镜。许多近视的孩子戴上了以后，觉得近视得以矫正：在晚上睡觉前戴上，一觉醒来，取下镜片，眼前一片光明。所以许多家长和孩子对于戴"OK"镜情有独钟。

　　那么"OK"镜是如何矫正近视的呢？"OK"镜是一种特殊设计的透气硬性隐形眼镜，夜间睡觉时配戴，通过眼睑压迫及泪液的按摩作用，镜片与泪水作用产生的负压将角膜重新塑形，逐步降低角膜的弯曲度，从而降低近视度数、提高裸眼视力，这是一种可逆性非手术方法。戴了一晚"OK"镜后，白天不用配戴任何眼镜也能看清物体，通常裸眼视力可达 0.8 以上。

　　"OK"镜的优点显而易见：①可以提高裸眼视力，白天不需要再戴眼镜，活动自如。②通过改善视网膜周边离焦，控制近视发展。换言之，对于配戴眼镜的人，避免了白天配戴框架眼镜而造成的活动不便，尤其是对于活动力非常强的学生。同时，许多研究也表明，框架眼镜矫正近视的时候，由于镜片矫正视网膜中央的屈光度，而视网膜周边产生一种离焦状态，这样的状态不利于近视的真正完全矫正，这也可能是近视进展的一个因素。由于角膜塑形镜改变角膜表面曲率的作用，不但矫正了中央视网膜的光线，而且也矫正了周边的视网膜光线，也就是矫正了周边离焦状态，这样有利于控制近视的进展。因此，"OK"镜对于中低度数（尤其是400度以下）的近视患者具有相当大的优势。角膜塑形属于物理治疗，不是手术或者药物侵入性治疗，没有伤口或者对眼球组织产生的化学性变化，角膜塑形为可逆的矫正治疗，停戴后的角膜可恢复成原来的样子。

当然，戴了"OK"镜也不是万事"OK"。①戴角膜塑形镜要注意用眼卫生，防止感染，如果发现感染，需及时停戴。②需要定期检查眼睛，看角膜是否完整，是否出现塑形位置异常等。③由于近视的最终致病机制目前尚未明确，对于近视的治疗尚没有很好的方法。角膜塑形镜也是一种矫正性手段，停戴一段时间角膜曲率恢复以后，近视状态还是会出现的，这一点无论家长还是患儿都应当知道。

低浓度阿托品眼药水

研究表明，阿托品对于近视发展有延缓作用，这也是目前延缓近视有效的三个措施之一，而且在亚洲儿童中比白种人儿童所起的作用更为明显。

因为阿托品作用非常广泛，那些除外控制近视进展的作用就被称为是"副作用"了，目前我们只能通过降低浓度来减少这些"副作用"。

现在常用浓度是0.01%的阿托品，每晚滴1次。这种低浓度的阿托品眼药水副作用很小，不易引起瞳孔散大、畏光和视近模糊、眼压变化、停药后反弹、过敏等问题。

使用时要注意，点眼后要按压内眼角3分钟，防止阿托品从下泪小点进入鼻腔被吸收。

小贴士

□ 近视是眼在调节松弛状态下，平行光线经眼屈光系统的折射后焦点落在视网膜之前。近视的发生与遗传、发育、环境等诸多因素有关，但确切的发病机制仍在研究中。

"斗鸡眼"是否长大以后就会好
——真性内斜和假性内斜

小吴夫妇的宝宝快满 1 周岁了，圆圆的脸十分可爱，一双大眼睛忽闪忽闪。然而，让他们揪心的是，他们乖宝宝的眼球好像老往中间转，这是不是"对眼"呢？他们带孩子到公园去，一些老奶奶看到孩子后总是会带上几句："这孩子有点'对眼'，不过，没事的，长大会好的！"

那么，"对眼"，也就是"斗鸡眼"，长大会好吗？

答案当然是否定的。那为什么老人会这样讲呢？其实，他们所谓的"斗鸡眼"并不是真正的内斜，而是由于内眦赘皮，外观上让人感觉孩子是"斗鸡眼"，或者可称为"假性内斜"。这和我们东亚人人种有关，通常是单眼皮，内眦赘皮鼻梁较平，这种外观会让人感觉是"内斜"或者"斗鸡眼"。随着年龄增长，鼻梁逐渐长高，这种"内斜"的错觉就会逐渐消失了。

如果是真正的"斗鸡眼"，或者"内斜"，是不会自己好的，需要进行眼科治疗。

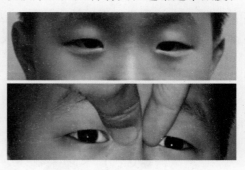

内眦赘皮

小贴士

□ 先天性内斜需要早期手术干预。一般来说，婴儿出生以后 6 个月内发现的内斜，称为先天性内斜或者婴儿性内斜。这一类型的内斜，经过扩瞳验光后，往往没有明显的远视，眼底没有明显病变。由于婴儿的双眼视功能发育非常迅速，早期内斜容易造成单眼注视而形成弱视，或者双眼交替注视，丧失了双眼视的功能，所以手术不仅仅是为了改善外观，而且是为了早期恢复双眼正常的眼位，通过训练恢复双眼视功能。

□ 这里需要说明的是，有一部分非先天性内斜可以通过戴镜矫正，无须手术。

孩子喜欢斜着头看东西
——外斜可能

小王最近发现宝宝看东西喜欢斜着看，尤其是远处的物体。妈妈很纠结，不但样子难看，而且是否有斜视可能呢？

所谓斜视，是指双眼不能同时注视一个目标，或者双眼不能总是注视同一个目标，这是由于双眼运动和知觉功能异常而造成的眼球运动障碍。而小王看到孩子头侧过来看东西的那种斜视，其实不一定就是真正的斜视。

造成斜着看的因素有许多：①首先应该排除是否有真正的斜视，尤其是否存在外斜可能。②有近视或者散光的患者，通过斜着看或者眯着眼看，可改善视物模糊。③有眼球震颤的患者，会通过改变注视眼位，到达最小震颤的位置，也就是我们所说的中间带，以达到看清物体的目的。④习惯性的因素，比如在看电视的时候出现歪头，我们称之为电视性斜颈。

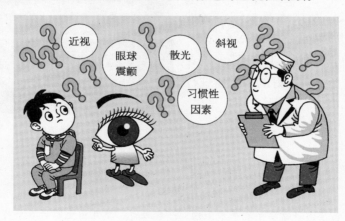

小贴士

☐ 斜视的患者双眼看近或者看远的时候往往会出现两个影子，称为复视，双眼看目标带来的这种视物重影和视物混淆会造成视觉疲劳，为了克服这些不适，患者往往采取单眼用眼——斜看的方式，以避免一只眼睛对另外一只眼睛的干扰。

间歇性外斜可以物理治疗吗

——间歇性外斜手术指征

有些家长发现，孩子在一般情况下双眼位置是正常的，但是在一些特殊情形下眼睛时有外斜，比如在身体状况欠佳或者想心事的时候出现一只眼睛的外斜，家长总以为孩子是在做怪腔或者形成了坏习惯，常常斥骂孩子；有时，老师也会因为学生在上课的时候出现外斜，误认为学生是在开小差而批评学生；还有的孩子表现为写作业或者看书不能静下心来，时不时会开小差，甚至出现歪着头看书、写字的表现。

上述情况在眼科上称为间歇性外斜。这种斜视是由于双眼的协同能力弱，不能持续保持眼睛的正位，而导致外斜不由自主地出现。它的危害是显而易见的：①不良的外观，影响社交。②由于经常单眼用眼，会造成双眼单视的破坏，久而久之，出现两只眼睛的屈光度差异，一只眼睛看近用，一只眼睛看远用，双眼分开使用，最终形成恒定性外斜。

那么，发现间歇性外斜是否意味着要马上手术呢？许多家长都会有这个疑问，当然，如果家长发现孩子有间歇性外斜，就需到专业的斜视疾病专科就诊，排除其他疾病，检查斜视程度、类型、视力情况、双眼视情况（如融合功能、立体视功能等）。可以听取医生的意见来确定是否需手术。

小贴士

　　□ 在这里，我可以提供一个简便而又实用的方法来判断是否需要手术：如果家长平时在家里发现一天中孩子斜视暴露的频率超过一半时间，又或者在医院里医生检查的时候斜视超过一半时间，这种情况就应该手术！

斜视手术有危险性吗
——小儿斜视手术注意事项

小儿斜视手术往往需要在全麻下进行，对于全麻手术方式，许多家长有恐惧和疑问，如"麻醉会不会影响脑子？""麻醉打针是打在后背'脊梁骨'里的吗？""手术后会痛吗？"许多误解和顾虑往往影响患儿家长的选择而错过了孩子最佳的手术时机。

其实，全麻手术是安全可靠的，全麻手术能减少患者在手术中的不适感和牵拉感，减少心跳、血压的波动。尤其是在眼外肌手术时，牵拉眼外肌会有明显的胀痛，伴有心跳减慢的改变，通过全麻可以消除这方面的不适。

术前注意事项

那么在进行小儿斜视手术前需要注意些什么呢？由于斜视手术是选择性（择期）手术，所以应保证患者在术前没有感冒、咳嗽、咳痰、哮喘等呼吸道炎症情况，当然还要参考血液化验情况。术前 8 小时禁食，不能吃任何东西（包括水），避免在手术复苏的时候发生窒息。曾经有一患儿趁家长不注意，在手术前偷喝了"可可牛奶"，在手术时吸痰的时候吸出了咖啡色的液体，麻醉科医生差点误认为是胃出血。

术后注意事项

麻醉清醒后 6 小时才能进食。一般先进流质，如水、稀粥等，避免进食一些不容易消化的食物，如牛奶、油炸食品、高脂肪食物等，因为手术后胃肠道也需要一个复苏的过程。禁食 1 天以后，也要避免突然大量进食。此外，由于斜视手术出血量很少、损伤小，所以术后无须大量进食高蛋白、高能量食物。

麻醉清醒后皮肤毛细血管处于一定的开放状态，因此需注意保温，避免着凉。有些患者可能由于药物或者胃肠道反应等会出现恶心、呕吐，这种情况无须过于紧张，可以让患儿头侧过来睡。麻醉清醒后 6 小时可以下床活动，无须长期卧床。

术前准备

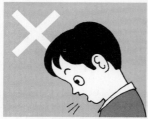

没有呼吸道炎症

术前准备

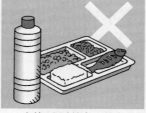

术前8小时禁食、禁水

术后恢复

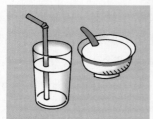

麻醉清醒后6小时进食

术后恢复

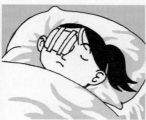

以流质、半流质为宜

术后恢复

注意保温

术后恢复

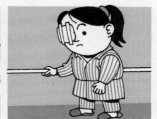

术后6小时下床活动

小贴士

▫ 目前，许多医疗上的检查和治疗都采用无痛方式，如无痛胃镜、无痛肠镜、无痛分娩等。所以无须对麻醉太过恐惧。

凡事不能"一概而论"
——斜视手术是否最好"一刀成功"

医者父母心。作为孩子的主刀医生，当然希望手术是一次就能成功的。但是，事实并不是这样。我们只能说，大部分斜视手术可以"一刀成功"。对于共同性斜视，一次手术的成功率可达到90%以上。

斜视的病因复杂，至今没有确切的结论，从大脑神经支配到眼球肌肉运动，各个环节的异常都可能导致斜视。手术医生能做的就是在最后一个环节"眼外肌"上做文章，将肌肉缩短、后徙、折叠，或者切除。尽管在术前多次测量斜视度来计算手术时需要调整眼外肌肉的量，但仍旧可能存在个体差异，以致术后存在误差，就可能需要二次甚至三次手术。

小贴士

▢ 有些斜视度数较大的儿童，术前就明确知道一次手术肯定无法将所有度数完全纠正，需要二次手术。

控制 "橡皮筋" 自由伸缩
——小儿屈光不正需扩瞳验光

人眼的调节能力是随着年龄增大而逐渐减小的。

由于小儿的调节能力与我们成人不同，它的调节力非常强大，就像橡皮筋一样充满了伸缩性，很难检测出它的真实度数，因此在给小儿验光的时候，眼科医生往往对其睫状肌麻痹后再进行检查，俗称"扩瞳验光"，就是点滴相应眼药水或者眼药膏，使睫状肌麻痹，消除调节作用，这样就能检测出静态的屈光度数。特别是对于一些远视伴有散光的患儿，这样的结果比较可靠。

常常有家长会问，扩瞳药物点滴了以后，孩子会出现眯眼、怕光的情况，甚至有的会出现脸部潮红，这种情况要紧吗？其实这是点滴扩瞳药物以后的常见情况，由于瞳孔放大，眼睛不能调控进入眼内的光线多少，因此就采用眯眼的方法减少光线入射。另外，像阿托品类的药物吸收后往往会出现血管扩张，所以会出现脸部潮红的现象。现在，我们许多医院都采用阿托品眼膏作为点滴扩瞳的药物，由于眼膏不会像眼药水一样流入泪道而被鼻黏膜吸收，减少了脸红、口干等的出现。

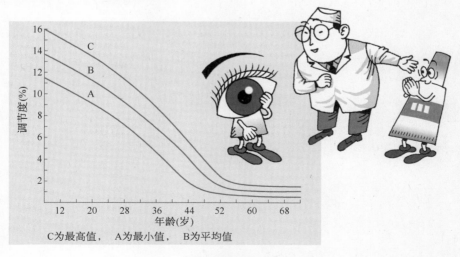

年龄与调节度关系图

如果是近视或者复查的远视患者，可以采用快速扩瞳药物（如托吡卡胺、环戊酮等）进行扩瞳验光。这样可以避免由于点滴阿托品而导致的较长时间的瞳孔散大状态，又可以避免由于调节的因素而影响验光的结果，减少了一些读书或者从外地来沪的患者来回奔波的次数。

小贴士

▫ 如果滴完阿托品类药物出现脸部潮红的现象，可以多喝水。另外，在点滴眼药水的时候需按压内眦部，避免眼药水进入泪道而被鼻黏膜吸收。

不痛不痒但不是小病

——弱视是怎么回事

在小儿视力发育时期，眼睛没有受到良好的视觉刺激，从而造成双眼或单眼矫正视力的发育低于同期正常发育的程度，眼部没有器质性的疾病，这种状态称为弱视。通常，6 个月到 2 岁儿童，能够有精确的眼球跟随运动，能抓食物和玩具；3~5 岁儿童视力在 0.5 以上，且双眼视力差异不超过 2 行；5 岁儿童视力在 0.6 以上，且双眼视力差异不超过 2 行。因此，如果没有达到上述标准，那么就可能是弱视，一般双眼视力差异在 2 行以上也表示较差的一只眼睛有弱视。通俗来讲，弱视就是眼睛没有发育好，处于一种懒惰的状态，患者不愿意用眼，所以在拉丁文里面弱视的意思是"懒惰的眼睛"。

那么，弱视是如何造成的呢？出现弱视的原因有很多，往往和眼睛的发育有关。譬如在胎儿期双眼发育不对等，屈光不正（如明显的远视或近视、散光），先天性白内障，上睑下垂（俗称"天不亮"）等都是造成弱视的原因。归纳起来就是在视力发育的关键期，由于双眼没有受到良好的视力刺激或者

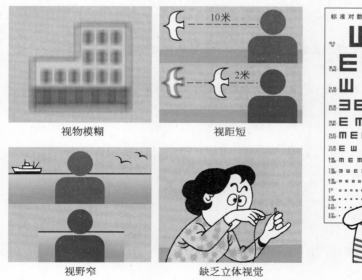

视物模糊　　　　　　　视距短

视野窄　　　　　　　缺乏立体视觉

一眼被健眼压抑而导致视力低于正常水平，影响双眼视功能的发育而引起的矫正视力低下。那么出现弱视对我们正常生活有何影响，也就是说弱视有什么坏处呢？

其实弱视对我们正常生活影响是非常大的：①健康人可以看清远处的景物，而弱视患者由于视力低下、视物模糊或者是单眼的视力下降，看到的只是模糊的一团，不能分辨。别人可以看到 10 m 开外的物体，而弱视患者只能看到 2 m 左右；别人看的是高清电视，而弱视患者看的是模拟电视的画面。对于弱视患者来讲，他能看清的空间范围比正常人要小。②出现弱视以后，双眼视觉功能就会明显下降，双眼的立体视觉会受到严重的损伤，特别是对于单眼弱视的患者，几乎丧失了立体视觉。没有了立体视觉，只能看到的是平面的图像，这样的话，我们两只眼睛的作用就明显弱化了。买了 3D 电影的票子，看到的却只是 2D。看电影也就算了，对于真实的生活，视觉获得的信息量就减少了，容易造成判断失误。由于缺乏立体视觉，穿针的时候不容易穿进去；精细的立体视觉操作会受到障碍，如医生手术时需要运用立体视觉以避免损伤周围组织，又如开车时需要用双眼视觉估算前后两辆车子的距离等。

小贴士

□ 不要小看弱视，虽然是无痛不痒，对于眼睛视功能的影响是巨大的，应该引起重视！

□ 弱视要早期发现、早期治疗。治疗好一个弱视的孩子，可能会改变他（她）的一生！

刻不容缓
——弱视需早期发现、早期治疗

弱视对眼睛有如此大的伤害，对我们正常生活有如此大的影响，那么对于患有弱视的成年人，能否进行有效的治疗呢？

答案是可以，但是效果不好！是什么原因呢？这是由于成年人的视觉中枢已经发育成熟，重新塑造的可能

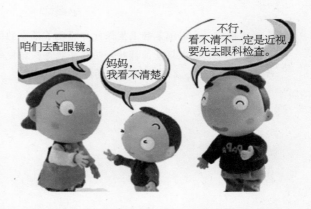

性已经不大，或者说需要花费巨大的时间和精力才能改变。我曾经遇到一位成年弱视的患者，她右眼是弱视，怎么治疗都不能提高矫正视力。后来在一次钓鱼收拾渔具的时候，鱼钩意外地将左眼扎破，导致左眼外伤失明，随着时间推移，她发现原来弱视的眼睛视力有提高。她原先一直使用好的眼睛，可是当好眼睛失去了，只能不断使用弱视的眼睛，促进弱视眼矫正视力的提高。当然，这种提高付出了巨大的代价。

那么何时治疗效果好呢？这个就要从弱视的发病因素说起。弱视就是在视觉发育的关键期内，由于眼睛没有受到清晰图像刺激以促进视觉中枢的发育，导致眼睛的裸眼和矫正视力都低于正常水平的疾病。因此，如果能在视觉发育的关键期进行有效的治疗，就能改变视功能。所谓的视觉发育关键期的概念是由两位诺贝尔生理学或医学奖获得者提出，Hubel 与 Wiesel 在 1963 年将关键期的概念应用于视觉发育中。他们发现，出生后视觉神经系统的发育也会存在着像动物印记行为一样短暂而关键的时期，在此阶段异常的视觉经验会导致弱视，甚至可以产生不可逆的损害，而尽早地发现、干预、治疗对于恢复正常的视功能具有重要的意义。关键期有特定的阶段，是在眼睛睁开接收到视觉刺激后开始持续的一定时间。另外，随着年龄的增长，可塑性逐渐下降。通俗来讲，对于弱视的治疗最佳年龄在 3~6 岁，这个时间段的孩

子已经有一定的配合能力，并且孩子处于学龄前，学习压力较小，有较多的时间可以进行弱视治疗。因此，对于弱视的治疗需要早期诊断、早期治疗。

小贴士

☐ 目前，我们国家的卫生保健部门花了很大的财力和人力对 3~6 岁的学龄前儿童进行视觉健康筛查，针对一些有可能存在弱视的患者，建议到眼科进行进一步的检查和治疗，取得了相当好的效果。

"独眼"看世界
——治疗弱视需遮盖好眼睛

弱视中最常见的是单眼弱视，因为许多原因都会造成两只眼睛中一只相对视力差的眼睛的废用，如屈光参差、斜视、上睑下垂等。单眼的弱视除了一只眼睛本身的原因以外，另一侧"好"的眼睛也会限制"坏"眼睛的使用，这样使得视力差的眼睛不能很好被使用，失去了良好的视觉刺激，形成了恶性循环，影响了视功能的发育。所以，在治疗弱视的时候，最常采用的方法就是在矫正屈光不正（如远视、散光、近视）的基础上，对健侧眼进行抑制疗法，如遮盖健眼，促使弱视眼多用，甚至进行精细目力训练，让弱视眼得到更多的视觉训练机会。

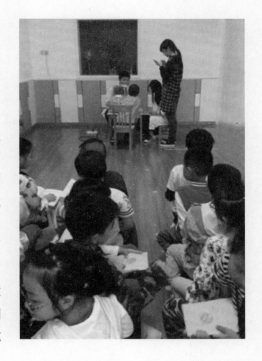

通常，遮盖法需要根据患者的年龄和弱视的程度采用不同的遮盖时间，可以是遮盖 3 天开放 1 天，也可以是遮盖 6 天开放 1 天等。如果原先弱视治疗顺应性差，配合不好，经常"三天打鱼，两天晒网"，没有严格按照医生的指导意见进行遮盖和弱视训练，治疗敏感性就下降了，这就需要比较长的时间遮盖，抑制健眼。

同时，在弱视治疗的周期内，患者需按时随访，一般 3 个月到半年随访一次。采用弱视遮盖治疗的方法，一般不会对健眼有伤害，不会造成遮盖性弱视。这一点，许多家长需要引起足够重视，不要因噎废食，唯恐造成健眼的视力下降，而没有很好地进行弱视训练，错过了弱视治疗的敏感期，对患儿今后的学习工作造成非常严重的后果。

小贴士

□ 弱视治疗原则：年龄越小，弱视程度越轻，遮盖时间越短；年龄越大，弱视程度越严重，遮盖时间越长。

妈妈，我的眼睛痒
——过敏性结膜炎

有句老话说："牙疼不是病，疼起来真要命。"在我们眼科，可以类推说："眼痒不是病，痒起来真要命。"尤其是对于孩子，自控能力差，一痒就使劲揉眼睛，易继发很多眼病。

自然界中各种各样的物质都容易导致过敏而引起结膜炎，称为过敏性结膜炎。如果有家族过敏史、其他过敏症，或有过敏性体质的孩子，就更容易患过敏性结膜炎了。孩子常因眼睛痒而揉眼睛；在眼部表现为结膜轻度充血，不会影响视力，所以有时候孩子自己不说的话就不容易引起家长的注意。当孩子在某个时段经常揉眼睛，或者出现频繁眨眼，均有可能是患上了过敏性结膜炎，普通的消炎眼药水根本起不了什么作用。

在治疗方面，一旦知道宝宝因为什么过敏后，就应该马上避免再接触，停止过敏物的刺激。如新装修的居室、绿化地带的花草、食品中的鱼鲜类等，

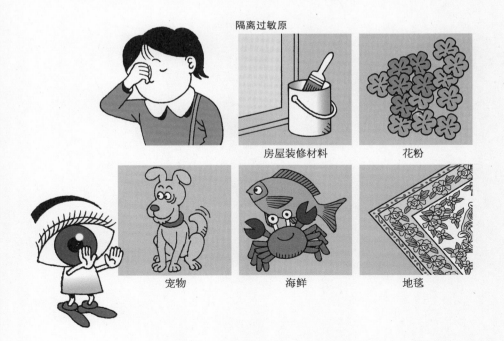

隔离过敏原

房屋装修材料　　花粉

宠物　　　　海鲜　　　　地毯

45

特别是家里的宠物、铺设的地毯，都会散发大量的致敏物质。

具体方法如下：①可以做眼部冷敷（切记不是热敷），用凉毛巾或冷水袋做眼部冷敷。②毛巾、手帕应勤消毒。③尽管过敏性结膜炎不传染，但也应避免揉眼，以防发展为细菌或病毒性结膜炎。

在药物方面，可以使用一些抗过敏的眼药水。

小贴士

▫ 在春季以及季节交替的时候，应更加注意避免宝宝和过敏原接触。有过敏体质的宝宝更要注意！

眼睛长了小包块
——区分霰粒肿和麦粒肿

在平日门诊，经常会有家长带着眼皮上长小包块的宝宝前来就诊，经过检查，有的是霰粒肿，有的是麦粒肿。对于这两种名称，家长往往是"傻傻分不清楚"。霰粒肿，又称睑板腺囊肿，是睑板腺出口阻塞、分泌物潴留引起的睑板腺慢性炎性肉芽肿。麦粒肿，又称睑腺炎，俗称"针眼"或"偷针眼"，是由于细菌感染引起的睫毛毛囊附近的皮脂腺或睑板腺的急性化脓性炎症。

对于这么复杂的医学名词描述，家长到底怎么来区分呢？

霰粒肿

在眼睑皮下可摸到一个甚至多个硬块，一般无疼痛感。早期硬块比较小，如米粒大小，一般没有不适症状，肉眼也无法观察到，家长可在孩子闭眼睛时发现或无意间用手触摸眼皮时发现。等到变大了，长到如黄豆甚至花生米大小，肉眼就会明显观察到，有的会自行穿破结膜面或皮肤面，排出胶样内容物，形成肉芽组织。霰粒肿病程一般持续时间长，可达数月。霰粒肿如果并发感染了，那么也会转化为麦粒肿。

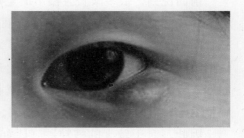

霰粒肿

麦粒肿

开始表现为眼皮红肿、疼痛，在肿痛最明显的部位可以摸到硬结。严重的会合并球结膜水肿、耳前淋巴结肿大（疼痛）甚至发热等。4~5天硬结逐渐软化，出现黄白色脓头，有的

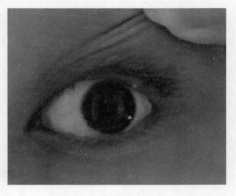

麦粒肿

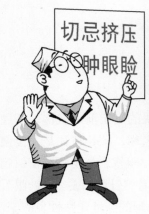
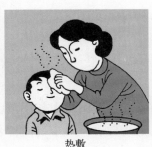
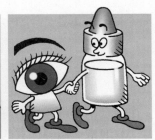

热敷　　　　　　　点滴抗生素眼药水或涂眼药膏

积脓会自行破溃排出，红肿消退。一般病程在 7~10 天。

霰粒肿何时需手术

前面说到，很多家长会搞不清楚霰粒肿和麦粒肿的区别，认为等到霰粒肿"肿块化脓"以后自行溃破，脓液排出或者脓液自行吸收就会好。因此，长时间不就诊，等到肿块长得很大了才就诊。最严重的就是霰粒肿发展成为睑板腺肉芽肿从皮肤表面溃破，眼睑形成瘢痕才来就诊。部分孩子由于皮肤面形成较大的肉芽肿，有的甚至瘢痕收缩致下睑外翻，只能在全麻下行皮肤修整手术，给孩子带来不必要的伤害。

因此，对于较大的霰粒肿（比如黄豆大小），长时间不消退（2 个月以上），或者家长发现肿块表面的皮肤有变薄穿透的趋势，应及时就诊，该手术时就手术，否则延误了治疗就后悔莫及。

平日也会碰到有些孩子反复长霰粒肿，开了一两次刀还长，不是长在同一个部位，而是长在了眼睑的不同部位。家长常常会问医生，如何杜绝复发，对于这个问题，实在是爱莫能助，复发这种问题和个人体质有关系，没有预防一说。只能从比较宏观的角度说："要保持皮肤清洁、不要揉眼、饮食要清淡。"

麦粒肿是否可以用棕丝疏通

麦粒肿，又称急性睑板腺炎，是由于我们眼睛的睑板腺开口的位置被细菌感染阻塞而造成的急性细菌性炎症，是一种很常见的外眼疾病，民间也叫

"偷针眼"。如果患有麦粒肿，常常会感到眼皮胀痛、发热、流泪、分泌物增多等。有时还会有耳朵前面的胀痛，严重的有头痛、发烧等。这种疾病由于睑板腺开口堵塞，造成细菌感染，形成脓肿，有的甚至会溃破流出脓液形成溃疡，通常由于身体抵抗力下降，用眼疲劳，喜欢吃辛辣、刺激性的食物导致（如经常吃火锅、烤肉等食物）。

在民间有一种"土法"，说是出现麦粒肿之后，可以用棕丝对着发炎的位置进行疏通，可治疗麦粒肿。但是，大家也知道，棕丝没有经过消毒，上面有细菌，再用它去刺激眼睑，很容易加重感染，因此是不可取的方法。

常规方法是什么呢？根据麦粒肿的程度不同可以采用不同的方法，如果是刚刚出现的麦粒肿，眼睑稍微有点红肿的时候就可以用热毛巾敷局部的眼睑皮肤，冷热程度以没有明显烫为标准，一般可以一次敷20分钟，一天3次。当然如果能泡个热水澡或者蒸个桑拿就更好了。如果红肿还伴有白色分泌物、眼屎增多的情况，除了加强热敷以外，还要点滴抗生素眼药水，晚上涂眼药膏，以控制感染。多数情况下进行热敷和用药以后可以吸收。如果形成灰白色的脓肿，而且有了波动感，这时就需要到医院里进行脓肿切开排脓了，同时需要服用一些抗生素药物。

对于麦粒肿患者，切勿用力挤压红肿的眼睑，这样容易造成细菌的播散，因为我们头面部的静脉血管是没有静脉瓣的，用力挤压这些脓肿病灶，容易造成细菌的逆行播散，致病菌会进入颅内，引起严重的威胁生命的感染。这一点，大家一定要注意。

小贴士

霰粒肿和麦粒肿的区别

	医学名称	病因	皮肤表现	皮肤压痛	病程及治疗
霰粒肿	睑板腺囊肿	腺体堵塞	无发红，有隆起	无	可热敷，可能无法消退，需手术切除
麦粒肿	睑板腺炎	细菌感染	红肿	有	抗生素眼药水、眼膏治疗，1周左右消退，可能转变为霰粒肿

眼科"定时炸弹"
——泪囊炎

泪囊炎就是在眼睛内眼角的地方经常有红肿，甚至会从眼角部溢出脓液、泪水的疾病。这是由于我们眼睛的泪液排出系统里面有个叫泪囊的地方出现了阻塞，形成脓腔，影响了泪液的排出，造成流泪、溢脓。许多人认为，这无所谓，仅仅是流泪而已，特别是听说需要开刀后非常害怕，一而再地拖延病情。

眼科医生经常会和患者解释泪囊炎好比是眼睛的"定时炸弹"，平时似乎没有什么特别，就是流泪而已，但是当人的免疫力低下的时候，泪囊里的细菌就容易大量繁殖，出现急性红、肿、疼痛，眼部肿胀明显，甚至会造成颅脑部的感染，危害极大。另外，如果由于外伤出现角膜损伤、眼球裂伤，这时，泪囊部的细菌非常容易通过伤口感染角膜导致角膜炎，感染眼球，导致眼内炎，那是致盲性的疾病。所以，千万不能小看泪囊炎，一定要及时排除眼睛一角的"定时炸弹"。

小贴士

▫ 白内障手术等内眼手术前如果查出有泪囊炎，也需要在完成泪囊炎的治疗后再进行手术。

伤一"眼"而动全身
——常见与眼相关的疾病

　　有的患者诊断出有眼科疾病以后，医生会建议他到内科检查是否患有全身性疾病；同样，有些患者从内科医生那里来，要求检查一下眼睛是否异常或者是否受累。我们都知道，眼睛是一个非常特殊的器官，它具有丰富的神经支配，神经来源于颅内神经（如视神经、动眼神经、滑车神经、三叉神经、面神经等），许多颅内的病变可以通过眼睛的视觉功能改变而表现出来。眼睛有丰富的血管供应，有来自颅内和颅外的两套系统，而且血管系统在眼球内是相对封闭的。眼睛具有可直视性，也就是说，可以通过我们眼科的专门仪器非常直观地看到眼睛里面的变化和血管神经的情况，因此，眼睛也被称为"心灵的窗户"。同样，它还有相对的独立性，眼球内部有许多屏障系统（如血—视网膜屏障、血—脑屏障等）可以与外界隔离。当这一屏障系统被破坏，就会出现相应的疾病。以下就比较常见的与眼相关的全身疾病做简介。

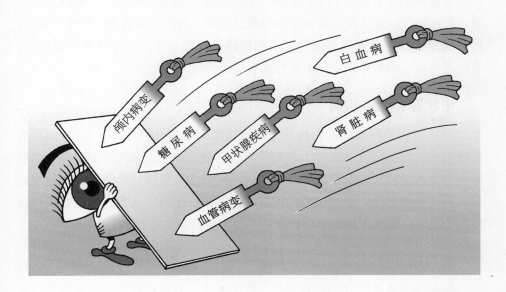

血管病变

长期高血压、高血脂、妊高征患者的眼底会形成眼底动脉硬化，这种硬化其实是全身微小动脉硬化在眼底的表现，眼科医生可以通过眼底镜检查，对动脉硬化程度进行分级，直接地体现出全身微小动脉硬化程度，尤其是大脑、心脏、肾脏这些脏器的血管硬化程度。

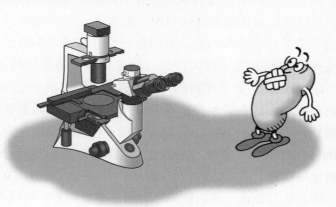

糖尿病

糖尿病的患者发展到了一定程度会造成眼底血管的硬化、出血甚至渗出等，因此眼底的病变程度与糖尿病的发展病程、血糖控制是否良好密切相关。糖尿病患者一定要定期到眼科医生那里进行眼底检查，尽早发现眼底病变，及时进行相应的治疗，避免由于糖尿病引起的视力丧失。

甲状腺相关性疾病

甲状腺相关性疾病，尤其是甲状腺功能亢进症（简称"甲亢"）会造成眼球突出、眼睛闭合不全，引起角膜炎，甚至会出现看东西重影，就是眼科医生常说的复视。这是由于甲状腺相关性疾病会导致眼球外的肌肉等组织肥厚水肿甚至纤维化，影响眼睛的正常转动和眼睑闭合。因此，罹患有甲状腺疾病的患者，需要定期到眼科检查是否会出现眼部变化。

颅内病变

颅内的病变也会有眼部的表现。有的人出现看周围物体的视野改变，走路容易东碰西撞，甚至没有看到路面，时常摔倒。眼科检查后，通常会发现是视野缺损，需要进行头颅影像学检查，可能会发现有颅内占位（如垂体瘤）等。一些颅脑的病变常常会导致视神经的水肿，也有可能首先在眼科发现相关症状。

幼年型类风湿关节炎

对于儿童，还可能有一种影响眼部的全身性疾病，即幼年型类风湿关节炎（JRA）。JRA 是小儿时期一种常见的结缔组织病，以慢性关节炎为其主要特点，并伴有全身多系统的受累，包括眼部。发病原因不明，可能为感染因素、遗传因素、免疫学因素。

多见于 4 岁以下儿童，除了发热、皮疹、关节痛或关节炎、肝脾及淋巴结肿大、胸膜炎及心包炎等全身症状外，眼部常表现为葡萄膜炎，即眼红、眼痛、畏光、流泪、大量尘状 KP、明显前房闪辉，前房可出现纤维素性渗出物甚至积脓等严重反应，极为严重者可致盲。

所以，在 JRA 的早期就进行眼部病变的筛查很有必要，早发现、早治疗可以起到很好的效果。同时，因为 JRA 这个疾病需要激素治疗，而长期大剂量的激素可能导致眼压升高引起视神经损伤，故在疾病的治疗过程中也需要定期检查眼压，以防视神经损伤的发生。

小贴士

▫ 其他还有许多与眼相关的全身性疾病：肝脏对铜代谢的异常，就会在角膜上表现出来；肾脏疾病可能会有眼底的表现；白血病患者也可能有眼底的表现；类风湿关节炎等免疫性疾病的患者也常有眼部表现。举不胜举。

▫ 总之，当患有某些疾病时出现眼部表现，需要到眼科检查；当眼部的一些症状可能有全身异常时，需要进一步进行内科、外科检查。记住这一点是非常重要的。

医生，你自己怎么也戴眼镜
——我是否适合做近视激光手术

在门诊看病的时候，经常会碰到近视患者（尤其是有做近视激光手术想法的患者）问我："陶主任，你自己怎么也戴近视眼镜？而且我刚才看到你们好几个医生都戴眼镜嘛！"对于这样的问题，我总是呵呵一笑，然后花费5分钟耐心解释："第一，戴不戴眼镜是个人喜好。第二，不戴眼镜也不一定是正常视力者，可能已做了近视激光手术。第三，最重要的是牵涉到近视激光手术的适应证问题。"

如果你是一个外向活跃的人，如果你是一个热爱运动健身的人，如果你是由于工作的原因或者自身喜好不愿戴镜又厌烦或不适合戴接触镜的人，近视激光正好适合你。每当清晨醒来的时候，你不必为看时钟而到处找眼镜；每当面对热气腾腾的美味，你无须为雾气模糊了你的眼镜而影响你的食欲；如果你正在寻找工作，如果你正为求学而苦恼，可能近视激光手术是你通向成功的捷径。

选择近视激光手术需要符合的条件

（1）年满18周岁，更重要的是近视度数稳定2年以上。近视激光手术好比是量体裁衣，如果人不断在长高，那么衣服就可能穿不下了，如果近视度数在不断增加，术后就可能视力不佳。

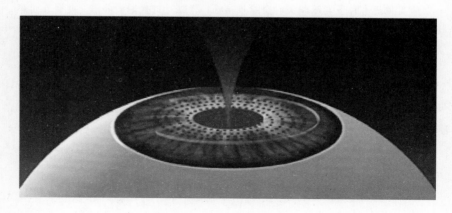

（2）眼部没有急性炎症。排除角膜炎、青光眼、虹膜炎、视网膜裂孔、视网膜脱离等疾病，这点许多人都知道，但是检查起来确实需要许多步骤。

（3）全身无甲亢、糖尿病、免疫性疾病（如类风湿关节炎、系统性红斑狼疮、干燥症等）。这些疾病有的对近视度数有影响，有的对手术愈合有干扰，幸运的是，这些疾病通常在年轻人中很少见。

（4）停戴软性角膜接触镜2周，停戴硬性角膜接触镜3周。角膜接触镜对角膜的形态和屈光状况有比较大的影响，需要在手术前避免干扰。

（5）孕期及哺乳期女性请事先声明，不应进行手术。怀孕早期的妇女，外观很难辨别，需要告知医生。孕期不能进行手术大家可能都理解，但是哺乳期不建议手术就使许多年轻的妈妈感到不解。我们需要告知的是，哺乳期手术的话，一方面需要点滴不同种类的眼药水，乳汁中会含有药物成分，对婴儿不好；另一方面就是哺乳期的女性激素水平不稳定，存在对近视度数和眼表稳定性的影响，因此不建议在哺乳期手术。

（6）具有精神性疾病及无自主控制力的患者不宜进行手术。

（7）对于这种选择性手术，近视患者还需自愿接受。

常见的有关近视激光手术的问题

1. 什么是近视激光手术　近视激光手术通过改变角膜曲率，达到矫正屈光不正的目的。手术本身并不是治疗近视，而是矫正近视的屈光度，就如同戴了角膜接触镜，外观上看不出是戴镜。近视激光手术有许多不同的手术方式，如准分子激光手术、准分子激光联合飞秒激光手术、全飞秒手术等。

2. 手术后多久可以工作　根据不同的手术，恢复过程不同。有些患者在LASIK手术后1天就开始工作，我们建议术后2~3天开始工作。表层切削手术的恢复稍慢些，一般需要1周左右恢复视力。

3. 激光手术疼吗　手术本身只需几分钟。手术时我们会点滴表面麻醉药，因此手术时没有明显的不适。术后可能会有流泪、畏光、异物感等不适，术后3~4小时就会逐渐好转。术后建议不要使劲眨眼，可以睁眼，让角膜有足够的氧气接触，利于角膜修复。手术后我们会给患者带上防护眼罩，回家后无须点滴眼药水，第二天来复查的时候，医生会检查并详细讲述用药情况和注意事项。

4. 手术后需要注意什么　近视激光手术后，医生都会讲解注意事项和用

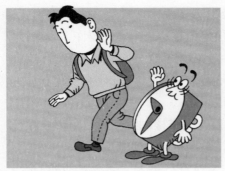

一般术后2~3天开始工作

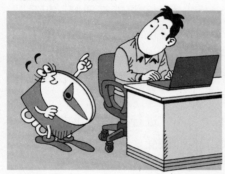

避免过度用眼

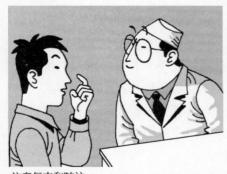

注意复查和随访

药情况，主要就是勿揉眼，避免外伤，按照医嘱点滴眼药水，按时随访。同时，还要注意近视手术不能治疗近视，只是矫正屈光，近视疾病没有改变，所以仍然要注意用眼、保护视力，避免过度用眼，如长时间看电视、用电脑、打游戏等。

5. 患者在手术时需要做些什么　根据手术方式的不同，患者在手术室里的时间也不同，多数在10~15分钟。你只需放松地躺在手术床上，医生会给你点滴麻药，我们会有细小的开睑器帮你睁开眼，你无须担心在手术中会眨眼。医生会通过手术显微镜观察你的眼睛，嘱咐你需要怎么做。所以，在手术中，你只需看着注视灯，然后就是全身放松，再放松。

6. 万一我的眼睛抖动怎么办　只要你放松地注视灯光就不会抖动。当然，我们的仪器有检测你的眼睛是否转动的功能，如果抖动明显，机器就会停止发射激光。所以，不用担心激光会误打。

7. 术后我就能看到东西了吗　是的，当然可以看到东西。但还是希望能有人陪你回家。术后第一天大约能恢复80%，其余需要之后几天甚至几周恢复。我们会在以后的随访中进行观察。

8. 手术有风险吗　任何手术都会有风险。激光手术是由电脑控制光斑的强度和直径，实时监控眼球的位置，进行主动跟踪和被动跟踪的治疗方式。如果有移动超出范围，就会及时停止。经过时间的检验，该手术的安全性、可靠性完全是值得信赖的。

小贴士

▫ 虽然近视激光手术一次性费用较大，但如果细细算一下，7~10 年以后，配镜与替换角膜接触镜及耗品的费用肯定远远高于手术，可见手术并不贵。

"眼花缭乱"不舒服
——双眼看东西有重影需引起重视

在门诊经常有患者来问:"医生,我看东西有两个影子要紧吗?"当我们发现看东西有两个影子的时候,需要辨别是什么情况:是一只眼睛看还是两只眼睛一起看;是从早到晚始终存在还是早上没有、晚上出现,疲劳的时候明显、休息了以后好转。同时,还要了解自己的身体状况,如血压、血糖、甲状腺功能等。另外,是否有近视、远视、散光等也很重要。

一般来讲,单眼出现看东西两个影子,这往往和眼睛的屈光度、角膜、晶状体甚至是眼底功能有关。譬如一位老人,一只眼睛看月亮出现2个,到医院来检查以后发现,患者出现了白内障,造成了视物模糊。双眼出现看东西两个影子往往和两只眼球的运动功能不协调有关,或者说是和支配眼球运动的神经肌肉的状态有关。再譬如说,有一位糖尿病、高血压的患者,突然出现了双眼视物重影,影响走路,甚至有头晕的感觉,经过检查以后发现是高血压脑病,大脑的血管发生病变,压迫控制眼球运动的神经,引起眼球运动功能的障碍,严重者会造成颅内出血,因此需要引起重视。

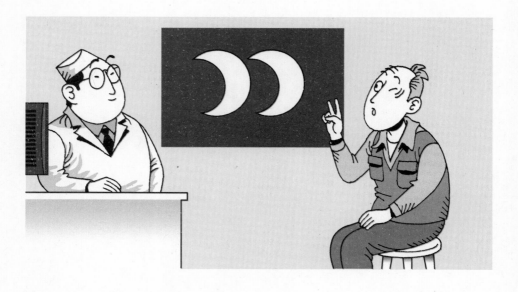

小贴士

☐ 一旦发现双眼视物重影，需要到医院进行相关的检查，避免病情的加重！

我的孩子有"波斯猫"眼睛
——白瞳症

有极少数家长发现宝宝的眼睛在黑暗的地方会呈现白色的反光，犹如猫眼。不幸的是，这是一个很不好的现象，我们称之为"白瞳症"，即瞳孔区失去了正常的黑色而呈现白色的病态。患者不能注视目标或不能追随物体运动，严重影响其视力发育。常见于严重的先天性白内障、视网膜母细胞瘤、眼内炎症性疾病等。

先天性白内障是婴幼儿"白瞳症"中的最常见疾病。这种疾病有一定的遗传因素。孕期胎儿宫内病毒感染是一个重要原因：发生在妊娠 2 个月内风疹感染所致的白内障的发病率可达 100%；营养不良及代谢障碍是儿童白内障的另一主要原因。

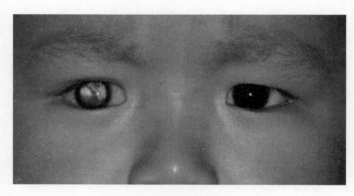

先天性白内障

婴幼儿白内障主要症状为白瞳症。如果是不完全性白内障，则不表现为典型的白瞳症，常常表现为视力低下、斜视、眼球震颤等。严重者可并发眼部其他先天异常，如小眼球、小角膜、无虹膜、视网膜脉络膜病变等。

对于完全遮挡瞳孔区的先天性白内障，经视功能评估具备基本视觉能力的病例应该尽早行白内障手术。家长需要知道的是，这种白内障手术和老年性白内障手术有所不同，为了防止术后白内障的复发，除了常规的晶状体超声乳化术外，还需要同时进行晶状体后囊中央环形切除和前段玻璃体切除。一般来说，对于 2 岁以上的孩子，手术时需植入人工晶状体；对于 2 岁以下的孩子，日后可能需再进行一次手术放入人工晶状体。

小贴士

  ☐ 顺利的手术只是万里长征的第一步，后面还有很多重要的事情等待着家长。术后需要及时验光配镜，配戴框架眼镜或角膜接触镜进行矫正，同时还要进行弱视训练，提高视力。因为孩子的眼球是在慢慢发育的，屈光度数是会每年变化的，所以需要每半年至 1 年进行一次验光，及时调整眼镜度数。

车厢内开空调眼睛难受是怎么回事
——干眼症

经常有患者会向我诉说，他在车厢内会感到眼睛非常难受，尤其是在开着空调的时候，眼睛很干，就想闭起来，这是怎么回事呢？

我们眼睛的表面有一层薄薄的泪膜，是我们泪腺分泌的液体，通过眼睑闭合作用，涂抹在眼球表面。这层泪膜有三层不同性质的液体：油性的在最上层，水性的在中层，黏液性的在最下层。一般情况下，泪膜保持良好的张力，确保眼睛在睁开的情况下，能均匀地涂抹在眼球表面，这样就不会使人感到眼睛刺痛。当眼球表面的泪膜不稳定，水分蒸发过快的时候，就会感到眼睛干涩、刺痛。

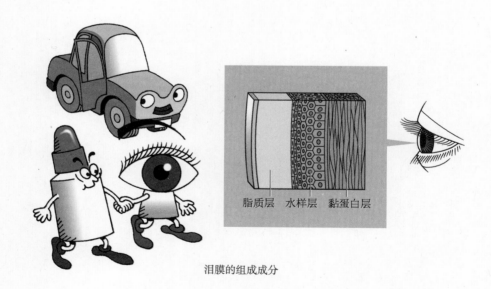

脂质层　水样层　黏蛋白层

泪膜的组成成分

如果我们在车厢里，尤其开着空调时，车厢里的空气就会非常干燥，增加了水分的蒸发，加重了干眼症状。如果出现这种症状，有人会感到睁眼困难，频繁眨眼，影响行车安全。为了避免类似情况，可以在开车前点滴人工泪液（如玻璃酸钠滴眼液），或者停车后点滴人工泪液，以缓解干眼症状。

小贴士

□ 许多患者眼睛里面有砂粒感，就自己给自己诊断为"沙眼"。其实许多自认为沙眼的人，并不是沙眼，而是干眼症，感觉有砂粒感，不应该用抗生素眼药水，而应该用人工泪液。

"一只眼睛"，两手准备
——眼科看病注意事项

看病谁不会？到医院挂个号，找医生看病就可以啦！其实，如何能在短暂时间里完成看病的过程，当中还是有相当多学问的。在国外，到眼科看病之前，已经有全科医生进行过一系列筛选和检查，因此在专科医生那里已经有了一些相关资料。而我们是随机就诊的体制，只要发现自己眼睛有问题，可以马上到医院就诊看病，这样就要在看病前先想一想，这次来看病的主要原因是什么，大概有多长时间了，是持续性的还是间断性的，有没有伴随情况。

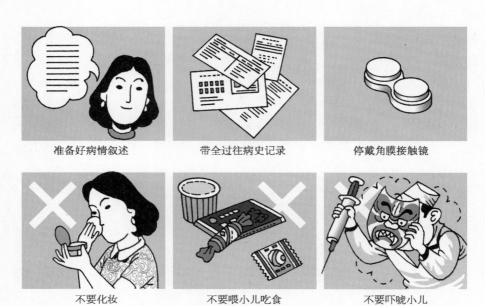

准备好病情叙述　　　带全过往病史记录　　　停戴角膜接触镜

不要化妆　　　不要喂小儿吃食　　　不要吓唬小儿

如果曾经有过眼病，最好将以往的病历记录和检查报告结果一起带来。经常会有患者问我："医生，我眼病比过去好点了吗？""医生，我儿子的视力比以前差了吗？"没有以往的记录对照，光凭记忆是不准确的。眼科的一些疾病往往与以往的疾病史有密切相关性，与普通的感冒不同，去年的一次感冒和今年这次感冒一般没有明显的相关性，但是去年的近视度数和今年的近视度数却有明显的相关性。同样，有些手术以后的病例，手术前是如何的，手术后是如何的，做了什么手术，都需要通过病史资料来体现，光靠脑子记忆是会有误差的。曾经有一位家长带着他的孩子来看斜视，这个孩子5年前在外院做了一只眼睛的斜视手术，病史没有带来。当时，他们"记得"是右眼做了外斜矫正手术，现在左眼还有外斜，希望左眼进行手术。我问了相关病史，他们似乎记得如此，但是没有明确的病史记录。当进行手术的时候，发现其实左眼做了手术，右眼没有手术，需要进行右眼手术。

　　一些喜欢化妆的女士，在就诊以前尽量不要化妆，因为化妆会掩盖一些脸面部的体征。有近视的患者最好把近视眼镜一起带来，因为需要知道矫正视力情况和目前配戴眼镜的视力。但是，如果是配戴角膜接触镜的患者，不要戴接触镜就诊，许多检查不能在戴镜的情况下进行，如测量眼压、角膜染色、角膜测厚等。还有一些检查，即使摘下角膜接触镜也可能会影响结果，如验光、角膜地形图等。因此，如果要进行近视激光手术或者想配戴角膜塑形镜等，一定要停戴角膜接触镜：软性为2周以上，硬性为3周以上。

　　还有许多家长为了避免小孩吵闹，喜欢在看病的时候给小孩吃点甜食，这点必须尽可能避免！在就诊前应避免孩子口中有食物，如硬糖、果冻、巧克力等，因为在进行检查的时候，万一孩子哭闹，可能会导致食物误吸进入气管，引起难以想象的后果。对于哺乳期婴幼儿，如果需要进行泪道检查、泪道冲洗等，一定要在哺乳后2小时进行，以防在进行冲洗检查的时候孩子

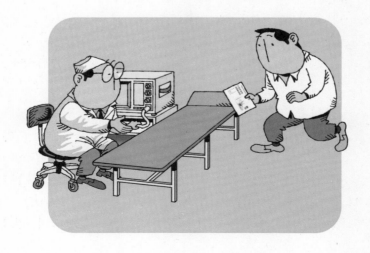

回奶、呕吐等。

此外，有许多家长甚至老人平时喜欢用一些话来吓唬孩子，诸如"你再不听话，就带你去看医生！""你再哭再闹，就让医生给你打针！"也许这些话能唬住孩子一时，但是如果有一天孩子真的要来看病，需要检查，甚至需打针治疗时，那么他可能会非常恐惧，大哭大闹！其实，在眼科看病检查，是没有任何痛苦的，许多小朋友第一次来看病的时候有些恐惧，等到以后再来，就非常配合，这样的诊疗过程就相当融洽，更能发现问题，更有效率。

小贴士

□总结一下，看病前应注意的事项：
● 细细整理一下想要对医生说的病情。
● 带好以往的就诊记录和相关资料。
● 停戴角膜接触镜。
● 不要化妆。
● 避免孩子口含食物进行检查和治疗。
● 平时不要用打针看病来吓唬孩子。

爱护你的眼

早年勤倦看书苦，
晚岁悲伤出泪多。
眼损不知都自取，
病成方悟欲如何。
夜昏乍似灯将灭，
朝暗长疑镜未磨。
千药万方治不得，
唯应闭目学头陀。

——白居易《眼暗》

白居易这位诗人大家都知道。他在好几篇诗中都提及眼疾。

在这首诗中，他谈及自己患眼病是由于年轻时秉烛苦读、穷经积学，不注意视力的保护，到了晚年视力减退，同时又由于屡遭子女夭亡的精神打击，悲郁多泣，才导致眼疾缠身，发出"欲如何"的无奈感叹！接着又详细描写了自己患眼病的症状："夜昏乍似灯将灭，朝暗长疑镜未磨。"糟糕的视力给理政、读书、写诗的诗翁带来多少难言的痛苦！

在医疗技术发达的现代，疾病的防护同样重要。以下我列举了一些生活中常见的眼病防护知识，希望可以给广大读者带来帮助。

戴镜是为了摆酷吗
——太阳眼镜的重要性

在电影里和生活中常常会有酷爱时尚的人，在阳光灿烂的海边或者在野外徒步时都戴着墨镜，显得非常酷！那么，在生活中戴墨镜就是为了摆酷吗？答案是否定的。其实，强烈的紫外光对我们眼睛非常有害，会造成角膜上皮的脱落、晶状体的混浊，甚至眼底黄斑的变性，严重的会造成失明。

紫外光是太阳光的一部分，是不可见光，根据波长分为 A 射线（UVA）、B 射线（UVB）、C 射线（UVC）。UVA 为 315~380 nm，可以将人的皮肤晒黑。UVB 为 280~315 nm，是对皮肤、角膜、晶状体危害最大的紫外线。在太阳直射的时候，UVB 射线所占的比例极大。UVC 为 200~280 nm，是危害最大的紫外线，但是会被大气中的臭氧层吸收。大气层可以阻止大部分的 UVB 和 UVA，当然需要根据不同地区的臭氧层的厚度决定，同时，吸收的紫外线数量取决于纬度（太阳光的倾角）和经度。

在我们所处的地区和海面上，眼睛接受大约 70% 的 UVB 射线和 35% 的 UVA 射线。在这种情况下，角膜和晶状体可吸收所有的 UVB 射线，只有极

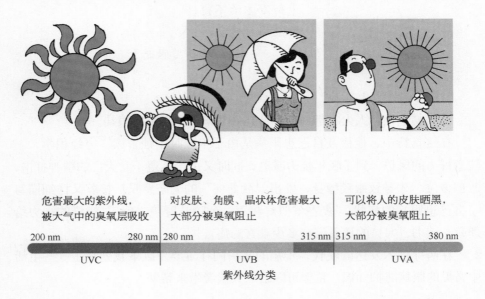

危害最大的紫外线，被大气中的臭氧层吸收	对皮肤、角膜、晶状体危害最大大部分被臭氧阻止	可以将人的皮肤晒黑大部分被臭氧阻止
200 nm 　　　　 280 nm	280 nm 　　　　 315 nm	315 nm 　　　　 380 nm
UVC	UVB	UVA

紫外线分类

少量的 UVA 照射到视网膜。

在阳光强烈的冬季，空气清新，周围白雪皑皑，如果没有戴太阳镜，很容易出现角膜炎，出现眼睛疼痛、流泪、畏光，非常痛苦。如果避免照射，角膜上皮会在 24~48 小时修复。如果长时间地暴露在强烈的紫外光下，没有得到防护，会造成"雪盲"，甚至会造成永久性视力丧失。长期慢性地处在紫外光的环境下，非常容易罹患白内障，我国高原地区（如西藏、新疆等地）白内障非常高发，与紫外光照射有关。因此，如果有人前往这些地方旅游，一定要准备好防护眼镜。

同时，紫外光辐射不光是直接辐射，到达眼睛的 10%~20% 紫外线来自间接辐射，如玻璃幕墙、前方汽车的反光等。因此，司机朋友在开车时戴太阳眼镜也是非常必要的。

小贴士

□ 保护皮肤不被紫外光照射，我们有许多方法，如穿长袖衣服、涂抹防晒霜等。同样，保护你的眼睛免受紫外光射线的伤害也有许多方法：

● 避免暴露在太阳光下受照射。

● 戴上帽子或撑一把伞。许多国外的学校规定，参加户外活动时都必须戴上帽子。

● 如果需要适当接受阳光照射，如日光浴，在太阳光强烈时应配戴太阳镜（带或不带矫正功能）。如果配戴矫正镜片，请务必配戴具有紫外光射线过滤功能的眼镜。

● 还可以配戴偏正光镜片来保护眼睛，偏光可以自动保护你的眼睛免受紫外光射线、眩光和密集光线的伤害。喜欢钓鱼和海上运动的人配戴偏正光镜片可以避免眩光和散射光。

你会点眼药水吗
——"看名字不要看瓶子"

"眼药水"似乎是所有眼病医治药物的统称。经常在门诊会遇到患者来开药:"医生,能否帮我开 2 瓶眼药水?"医生问:"什么名字的眼药水?""是黄瓶子的。"医生就犯晕了。我在门诊时常告诉我的患者,认眼药水要"看名字不要看瓶子",这句话几乎成了我的口头禅,有太多的类似情况发生。

还有人看门诊的时候对我说:"医生,我眼睛不好,开点眼药水点点。"医生问:"开什么眼药水呢?"答道:"就开眼药水好了。"其实,眼药水是治疗眼病的一种最为常见的药物总称。治疗眼病有许多的用药途径:可以点滴眼药水,也可以口服、肌肉注射、静脉点滴,甚至还有眼球内注射的方法。由于眼部的解剖特殊性,采用局部点滴眼药水的方法是最为常见的,点滴眼药水的优势在于:①直接点到病患部位,作用迅速,就像灭火机一样直接点对点地进行浇灭。②减少了全身用药的药物量,对全身影响减小。③增加使用的频率,提高局部的药物浓度。

类型

眼药水的类型有许多,如抗生素类、抗病毒类、激素类、抗青光眼类、非激素类消炎药、人工泪液等。

最为常见的就是抗生素类眼药水。由于我国原来的医疗卫生条件差,沙眼、角膜炎等感染性眼病多发,长期习惯性的思维就是所谓的眼药水就是指抗生素眼药水,将抗生素眼药水"万能化",眼睛痒、眼睛干、眼睛累、眼睛模糊等都用抗生素眼药水,这种抗生素滥用已经达到了一种非常严重的程度,造成许多耐药性细菌的产生以及药物对眼睛表面的刺激和影响,导致干眼症的持续出现。

存放

此外,我们经常发现,有些人为了方便,将眼药水瓶放在衣服口袋里,需要时拿出来就可以点滴。可是你要知道，口袋是有很多杂质、灰尘和细菌的，很容易污染眼药水瓶口，在点滴的时候可能污染我们的眼睛。而且，放在衣服口袋里会因为体温而导致眼药水变质，影响药物的效果。其实，根据不同药物性质，眼药水需要保存的温度也有讲究：有的需要放在冰箱冷藏，有的需要避光保存，有的放在通风阴凉处就可以了。

点滴方法

在如何点滴眼药水上也有许多鲜为人知的技巧。譬如，点滴眼药水之前需要洗手；混悬液的眼药水在点滴前要将瓶子摇一摇。有个真实的故事，护士告诉老伯伯点眼药水之前要摇一摇，老伯伯记住了，等到 1 周以后来门诊随访的时候，医生问老伯伯是如何点眼药水的，老伯伯非常认真地说："我点眼药水之前都摇一摇。"一边说，一边把头摇一摇。所以，让患者知道如何正确点滴眼药水是非常重要的。

在点滴的时候，可以仰起头，将下眼皮往下拉，把眼药水滴入下眼睑的结膜穹窿里。对于一些有全身副作用的眼药水，可以在点滴以后立即按压眼角部的泪囊，避免眼药水流入鼻腔。曾经有个非常严重的意外就是关于点眼药水的。一位母亲给孩子点眼药水，随手从靠墙的窗台上拿起一瓶眼药水就点到孩子的眼睛里，疼得孩子哇哇大叫，这时妈妈才发现点进去的是脚癣药水！这是一个多么大的错误啊！脚癣药水是非常严重的腐蚀性药物，对眼睛造成的是致盲性创伤。所以，再一次提醒大家，点眼药水前一定要看一看是什么药水，"看名字不要看瓶子"！

说了这么多滴眼药水的技巧和注意事项，还是有很多患者（尤其是老

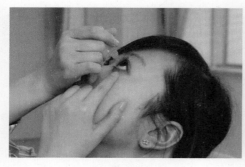

点滴眼药水方法

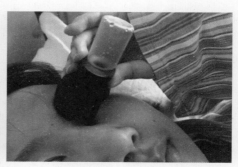

点滴眼药水辅助装置

年患者）会觉得自己滴眼药水时比较困难，有些会碰到眼睛，有些会滴不到眼睛里，造成浪费。基于此，最近我们科室的一位同事发明了一个滴眼药水的辅助装置，有很强的实用性，可以辅助患者使用。希望能在不久的将来投入到临床中，造福广大眼病患者。

小贴士

▫ 如果一次需要点滴多种眼药水，那么滴每种眼药水之间间隔 5~10 分钟。

夏天"红眼睛"随处可见
——急性流行性结膜炎

"红眼病"是夏天非常常见的一种传染性疾病。在发病流行的季节，许多人看到红眼病非常害怕。有的家长还会对孩子说："千万不要看有'红眼病'的人，否则会传染给你的！"但是，我记得，在一个红眼病大流行的夏天，我一天看诊了 30~40 个红眼病病例，自己却没有被传染。

"红眼病"是急性流行性结膜炎的俗称，最容易在夏季流行。夏季炎热，微生物容易繁殖，而且多出汗，经常会用手擦汗、揉眼，然后再接触其他物品，如把手、水龙头、毛巾等，这样就造成了接触传播。另外，在游泳池中，夏季游泳的人多，病原体会通过泳池中的水造成大面积的传染。因此，红眼病一般好发于人多、接触多的地方，如学校、幼儿园、商场、游泳池等。

知道了红眼病是如何流行的，就可以采取一些措施，避免受到传染。首先，通过眼神是不会传染的，所以看到红眼病患者不要紧张。然后，应该注

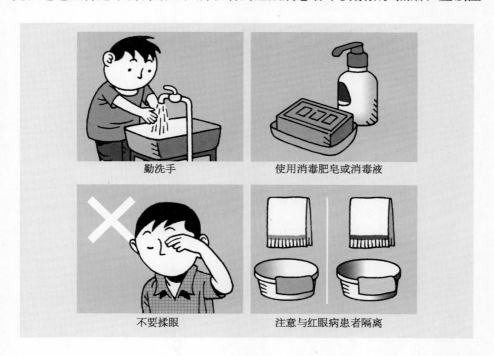

勤洗手　　　　　　　　使用消毒肥皂或消毒液

不要揉眼　　　　　　　注意与红眼病患者隔离

意勤洗手，接触过公共场合的扶手、水龙头、门把手后，就要注意用消毒肥皂水或者消毒洗手液洗手。当然，也要注意不要揉眼，因为红眼病的感染最终是由于手接触了眼睛而传染上的，所以一定要养成不揉眼的好习惯。

小贴士

□ 如果家里有人患上了红眼病，一定要注意隔离，将脸盆、毛巾等个人用品分开，用开水消毒可能污染的物品。

□ 如果能养成一个良好的卫生习惯，红眼病的传染是完全可以避免的。

"蓝光"照明对眼睛有伤害吗
——减少光损伤

蓝光是自然界存在的光,在太阳光光谱赤、橙、黄、绿、青、蓝、紫中,蓝光占重要组成部分。光的颜色是由光的波长决定的,而不同的波长在视觉上呈现出的是不同的颜色。比如,波长在 600~700 nm 的光,眼睛看到的是红光;波长在 500~600 nm 的光,眼睛看到的是黄光;而蓝光是波长在 400~500 nm 的光。

作为 2014 年诺贝尔物理学奖获得者,日本科学家赤崎勇、天野浩和美籍日裔科学家中村修二,因发明"高亮度蓝色发光二极管"为世界带来了照明新时代。发光二极管的英文缩写是 LED,由于 LED 灯具有体积小、用电少、照明强度高等特点而广泛运用于室内外照明、笔记本电脑、Pad 背景灯、汽车指示灯等许多领域。目前,LED 灯已大量应用于我国室内外照明等领域,逐步取代白炽灯、荧光灯等传统照明设备,成为节能、环保、智能化照明的代表。

LED 发光原理是:通过芯片发出蓝光,激发黄色的荧光粉,来调和成白光。由于蓝光波长在 400~500 nm,具有较强的穿透性,是否会对眼睛的晶状

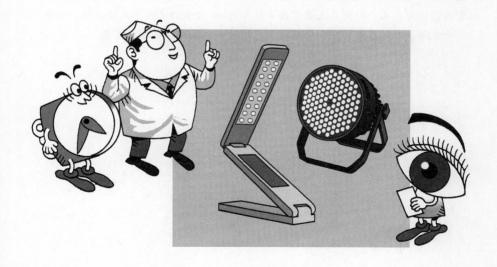

体、视网膜产生损害，现仍存在许多争论。有的动物研究表明，长期暴露在蓝光下，容易造成小鼠的视网膜变性；也有研究表明，蓝光射入眼睛的程度，与数量和年龄密切相关。7~19 岁这个年龄段，蓝光射入眼底视网膜约为85%，而成年人一般都在 50% 以下。老年人由于晶状体开始混浊，阻碍了蓝光的射入，而黄斑变性大多在这段时间才出现，这会与蓝光照明有关吗？如果有关，就说明这是在童年时期暴露在阳光下导致的，因为只有那时候这些光线才能到达视网膜，这就意味着如果蓝光有害，其也会有很长的一段潜伏期，它远早于年龄性黄斑变性被发现前。然而，对于蓝光的危害目前尚无定论。

我们认为，采用 LED 作为照明已经非常普遍，人们已经习惯采用这一人造光线作为辅助照明。LED 光源节能、体积小、便于设计出丰富多彩的造型，已获得广大用户的欢迎，是照明的革命性变化。但是，由于光具有累积效应，光源的照射强度不同，波长不同，光照时间不同，需要我们尽可能减少光损伤。

小贴士

▫ LED 光源的照射峰值在 470~480 nm，但是由于老化的原因，荧光粉可能降解，使得发出光的波长有可能低于 450 nm，这时损害可能就会变大。尽管我们认为，几小时到几天暴露在 470~480 nm 波长的光线下是安全的，但是，对于长年累月的暴露，我们仍应该考虑到对眼部病理性影响的可能。

小小一支激光笔，危害多少孩子眼

——激光器安全性分类

经常会看到一些小孩手上拿着激光笔四处照射玩耍，然而家长是否知道，小小一支激光笔，曾经危害多少孩子眼。激光笔也是一种激光器，对于激光器，我国有严格的规定，主要安全性分类有：①甲类激光器发射的激光不引起任何生物学危险，可免于采取控制措施。②乙类激光器属低功率范围，功率小于 1 mW，长时间注视可能会引起视网膜损伤，故要采取防护措施和使用警示牌。③丙类激光器属中功率范围，人受短时间照射就可能引起生物学损伤，故控制措施必不可少。④丁类激光器属高功率范围，能产生危险的反射激光束，人体短期直接或弥散性的暴露都会引起生物学损伤，必须采取严格控制措施。

根据有关部门调查发现，目前我国市场对于激光笔的销售比较混乱，激光笔普遍存在功率过高的问题，大部分产品功率在 1~5 mW，有的甚至大于 5 mW，对民众（尤其是儿童）的视力安全造成巨大隐患。其主要原因是生产企业、销售商和消费者普遍缺乏使用激光的安全意识，片面追求激光产品的亮度，却忽视了激光可能造成的危害。根据欧盟 EN-60825 标准及《通用产

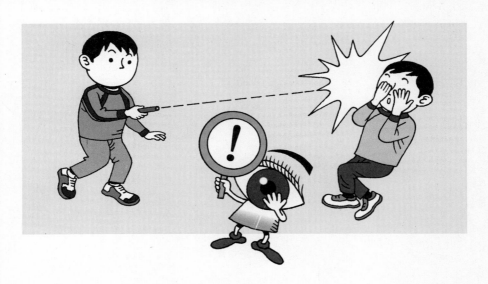

品安全法规 2005》的相关规定，普通民用激光产品只能为甲类或者乙类，甲类激光产品没有生物性危害，乙类激光产品的输出功率小于 1 mW。而某些在市场上随意可以买到的激光笔标识为丙类激光产品，功率小于 5 mW，按照激光产品的危险等级分类，该类激光产品在某种条件下，可能对眼睛造成致盲以及其他损伤。显然，这种功率等级的激光产品是不适合做成普通的民用激光笔的。如果在使用或者玩耍时对眼睛进行照射，就会严重灼伤黄斑部，造成不可逆的视力丧失。因此，一支小小的激光笔可能是致盲的祸首。

小贴士

▫ 规范激光笔市场销售，不要让小孩使用激光笔玩耍。

说说"眼镜"那点事
——眼镜的保养与清洗

经常会看到戴眼镜的人随手用餐巾纸或者手帕擦洗镜片，其实这样对镜片的损害很大。

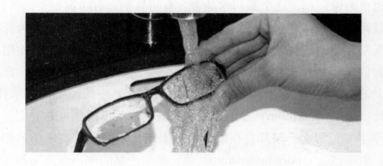

现在，我们大多使用的是树脂片，虽然说有加硬的树脂片，但是它的硬度还是较低，长时间地用纸巾或布片擦揉，很容易在镜片表面产生细小划痕，影响镜片的透明度。

那么如何进行镜片的清洗呢？其实很简单，可以用洗洁精在镜片表面涂抹少许，加水后用手指揉搓镜片表面的油脂和灰尘，然后用流水冲洗，这样的话，镜片上就不会留痕迹，之后自然晾干。

小贴士

□ 如何戴、摘眼镜也有讲究，因为我们在戴眼镜的时候，是通过两个镜腿和两个鼻托将眼镜平衡地架在鼻梁和耳朵上，如果平时经常用一只手摘、戴眼镜，容易造成镜架歪斜，影响视觉质量。所以，戴眼镜的朋友，特别是小朋友，一定要养成双手戴镜、双手摘镜的习惯。

畏惧三分
——防腐剂有那么可怕吗

现在，大家越来越重视食品安全问题，食品的添加剂、防腐剂等名词经常出现在报端，让我们对"防腐剂"三个字畏惧三分。当我们使用眼药水的时候，也会时常问起，这个眼药水是否含有防腐剂，有防腐剂要紧吗？

瓶装眼药水便于携带，成本相较于单支装的眼药水便宜，故为药品生产企业和医院患者广泛使用。瓶装眼药水不是一次就可使用完，可使用几天甚至几周时间，生产企业为了避免药品被污染变质，影响使用效果，在眼药水里加入防止细菌污染的化学成分，这就是防腐剂。一般防腐剂有苯扎氯胺、聚季铵盐（polyquaternium）等，据国家药典及相关审批法规的规定，市场上的国药准字号眼药水一般都会在成分中列出所使用的防腐剂化学名称，如苯扎氯铵，聚季铵盐（polyquaternium）等；如果产品的确不含防腐剂，则需要经过国家药监局严格审批，一般会在其外包装盒上标示"不含防腐剂"。那么防腐剂真的那么可怕吗？

其实我们对于"防腐剂"三个字过于担心了，为了防止瓶装的眼药水在使用和保存的时候受到污染而变质，在国际上和国内都采用加入适量防腐剂的方法来确保药品不变质，这样既能减少由于采用单支装眼药水而带来的成本增加，也能方便患者携带。对于不需要长期点滴眼药水的患者来讲，使用含有防腐剂的眼药水是安全的。许多国人争先恐后地到日本购买眼药水，据

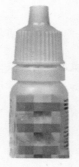

含防腐剂大包装滴眼液

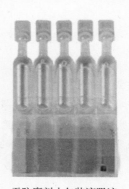

无防腐剂小包装滴眼液

说是不含防腐剂的，其实如果仔细看日文说明，我们发现其中很多也加入了防腐剂。

防腐剂主要影响角膜。对防腐剂过敏的人，容易有眼睛红、异物感，如果长期使用，可能对角膜上皮产生影响，容易造成干眼，甚至角膜上皮脱落等。因此，对于长期使用某种眼药水的患者，如青光眼患者，要注意保护眼表，可以点滴一些不含防腐剂的眼药水。有干眼症需要长期点滴人工泪液的人，建议点滴不含防腐剂的人工泪液。

小贴士

▫ 通常，瓶装的眼药水绝大多数是使用防腐剂的，单支装的眼药水是不含防腐剂的。

"闪光灯""浴霸"太刺眼
——防止强光对眼睛的伤害

家里有了可爱的小宝贝以后，家长想着记录下小宝贝的每一刻时光。现在数码产品又非常普遍，照相机、手机都可以随时拍照。当我们拿起相机、手机拍照的时候，是否想过如何避免强光对眼睛的损伤？曾经有一个孩子的爸爸非常沮丧地对我说："医生，我家的孩子视力怎么这么差，是否和我给他拍照的时候用闪光灯有关？"经过眼底 OCT 检查发现，患者的黄斑部由于长期大剂量的光损伤，已经非常薄，光感受细胞也已经萎缩了。是的，有的人为了拍摄特写往往将照相机凑得很近，频繁使用闪光灯，很容易造成眼底的损伤。我们成人也有体会，经过闪光灯照射以后会出现一过性的眼前发黑，这是我们正常的眼底生理改变过程。由于强光会消耗我们眼底的视黄醇，需要经过一段时间合成，才再能感受视觉，因此出现一过性视力下降，称为亮适应。当然，如果经常受到强光照射，就会引起眼底光化学反应损伤，大量的自由基就会造成视觉细胞的毒性，引起萎缩。因此，家长在给孩子拍照的时候，一定要注意尽量少用闪光灯，近距离避免使用闪光灯。

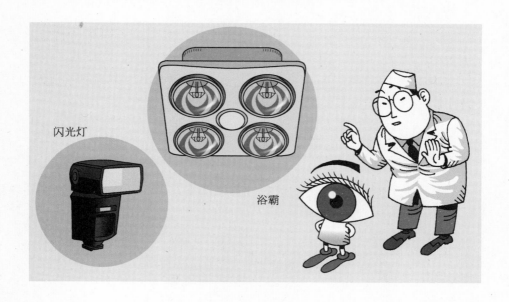

闪光灯

浴霸

对于婴幼儿来讲，眼睛光损伤的另一个祸害就是浴霸。由于天气寒冷，宝宝洗澡的时候会开足浴霸，当孩子面朝上洗澡的时候，非常容易看到有强光的浴霸，久而久之，很容易造成眼睛的损伤。因此，家长在给孩子洗澡的时候，要避免孩子直接看着浴霸，或者采用其他的取暖方式（如油汀等非发光的取暖设备），避免眼底光学损伤。

小贴士

□ 家长可以在自然光下，采用长焦镜头为孩子拍照，从远距离拉近图像拍摄，减少光损伤。

护眼小技巧

"陶医生，你看我这个眼睛的疾病，××能吃吗？"

"陶主任，你看我这个眼睛的疾病，还能不能剧烈运动？"

"陶教授，你看我这个眼睛的疾病，还能上班吗？"

"陶老师，你看……"

在我的日常门诊中，除了告知患者诊断及治疗意见外，很大一部分时间是被患者询问以上一些关于饮食、生活方面的问题。很多疾病在这些方面的知识是类似的、可以归类的，我很想打印一些单页在患者询问的时候发给患者来普及这些常识，但是出于对患者的尊重，我不想这么做，还是更愿意口口相传。然而，门诊时间毕竟有限，每次可能说得不是很全面，会有疏漏，事后想到了觉得遗憾，会提醒自己下次在患者复诊时再告知。

所以，在门诊之外，我有空余时间写这本书时，我能够静静地思索，将这些平日门诊可能会碰到的问题进行比较详细的阐述，希望能给对这方面有兴趣及有需求的读者带来小小的帮助。

护眼"四部曲"
——眼保健操有必要

曾经在网络上有文章大肆攻击、嘲讽眼保健操，纷纷质疑眼保健操的作用。眼保健操作为一种缓解眼睛疲劳、防止用眼过度的健康保健手段，有非常重要的意义。当然，对于近视的治疗目前缺乏有效的手段，对于用眼的保护还是有方法的。就拿眼保健操来讲，青少年用眼疲劳的时候，做一下眼保健操，闭起双眼，对眼眶周围的相应穴位进行有效的按摩，确实可以起到舒缓疲劳的作用。

目前，一项对河南安阳市的大样本学生调查发现，做眼保健操后可在短时间内减少调节滞后。我们知道，看书写字时间久了，就会引起眼睛里的睫状肌调节疲劳甚至痉挛，通过闭眼、按摩穴位能有效缓解眼睛的疲劳。同时，长时间的用眼也会造成眼睛的干涩、刺痛，闭眼、按摩眼眶周围的组织可以有效缓解泪膜不稳定的情况，缓解干眼症的发展。做完眼保健操以后，如果能看看远处，用热毛巾热敷眼部，促进眼睛的血液循环，改善眼部充血状况，改善眼表的泪膜稳定程度，那么缓解疲劳的作用就会更好。所以，对于长时

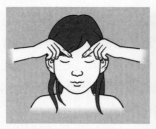
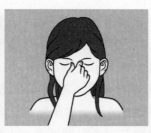
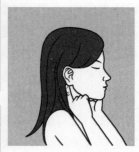
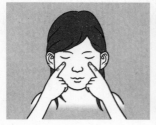
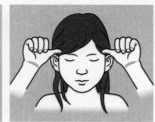
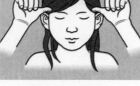

眼保健操示意图

间用眼的人来讲，能定时地做眼保健操有百利而无一害，希望能被大家更好地接受。

当然，在进行眼部按摩的时候要注意，我们是提倡按摩眼眶部位，不是对眼球进行按摩，更不能对眼球进行过度的按压、挤揉。

小贴士

眼眶周围的穴位按摩

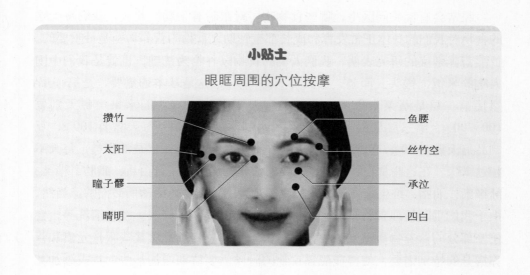

攒竹　太阳　瞳子髎　睛明　鱼腰　丝竹空　承泣　四白

吃出健康来

——对眼睛有益的食物

经常会有家长问医生，哪些食物吃了对眼睛有帮助。其实，我们每天吃的食物对我们的身体正常发育和成长都有帮助，食物的营养均衡是最重要的。

营养学家的研究表明，我们人类的食物以谷物为基础，也就是我们中国人吃的米饭、馒头、面条，每天要 300~500 g，这是基本的需要，是第一层；然后第二层是蔬菜水果类，蔬菜类每天要 400~500 g，而水果类每天则要 100~200 g；第三层是鱼、肉、豆类和奶制品等，奶制品每天需要 100 g，豆制品每天需要 50 g，鱼禽肉蛋每天要吃 125~200 g；第四层是油脂类，每天不超过 25 g。在这些食物种类中，主要的营养物质包含了蛋白质、脂肪、糖类、纤维素、油脂、维生素、微量元素，都是我们日常生命活动所必需的。当然，由于我们平时处理食物可能存在过度烹调烧煮、腌制储藏、浸泡清洗等，会使一部分的营养物质摄入减少，或者由于生长发育以及对某些微量元素和营养成分的特别需要，使得在配置食物的时候需要特别增加某些食物或添加某些营养成分，这样有利于身体各个器官的健康。上述就是我们需要平时注意

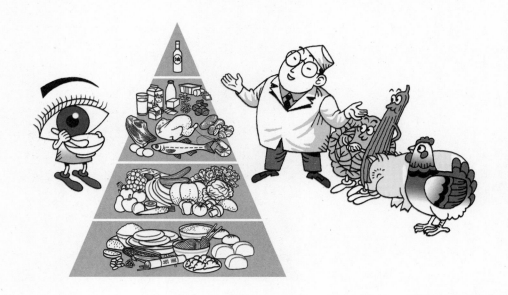

饮食的原因。现在来讲一讲哪些食物对眼睛有益。

维生素 A

维生素 A 是一种溶解于油性溶液里的物质，因此主要存在于肉类、动物肝脏等，维生素 A 对于我们视觉系统是非常重要的，缺乏维生素 A 就容易导致对黑暗环境适应能力的下降，严重缺乏就会罹患夜盲症。维生素 A 对眼睛表面的泪液稳定性和角膜正常生理状态也有作用，缺乏维生素 A 就会导致角膜软化症、干眼症等。维生素 A 的最好来源是各种动物肉类、鱼肝油、奶类和蛋类，植物性的食物中含有的胡萝卜素可以在体内转化为维生素 A，比如胡萝卜、苋菜、菠菜、韭菜、青椒、红薯以及水果中的橘子、杏子、柿子等。

叶黄素

叶黄素主要存在于蔬菜中，虽然它属于类胡萝卜素，但是胡萝卜并不是叶黄素最好的食物来源，通常，越是深绿色的蔬菜，叶黄素的含量越高。如芥蓝、绿色花椰菜、菠菜、芦笋、绿色莴苣、蓝莓等，都含有丰富的叶黄素。蛋黄也是不错的叶黄素提供者。叶黄素对眼睛的主要生理功能是作为抗氧化剂起到保护作用。视网膜神经细胞不可再生，极易受到有害自由基的伤害，叶黄素的抗氧化作用可抑制有害自由基的形成。叶黄素可吸收大量蓝光，蓝色可见光的波长和紫外光接近，是能达到视网膜的可见光中潜在危害性最大的一种光，在到达视网膜上敏感的细胞前，光先经过叶黄素的最高聚集区，这时若视黄斑处的叶黄素含量丰富，就能将这种伤害减至最小。

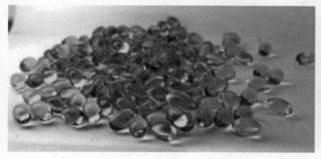
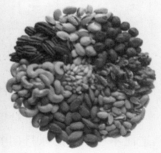

omega-3 脂肪酸

自 20 世纪 70 年代科学家发现了生活在格陵兰岛的因纽特人很少患心血

管疾病开始，人们对 omega-3 脂肪酸研究开始逐步深入，发现其对软化血管、减少心脑血管疾病有非常大的帮助。同时，其对大脑和视网膜的功能也有极大作用，在生长发育期可以稳定细胞结构以及促进细胞间交流。老年人中视网膜 omega-3 脂肪酸的含量增高可以降低罹患老年性黄斑变性的风险。

omega-3 脂肪酸成分主要有三种，omega-3 必需脂肪酸包括 α-亚麻酸、二十碳五烯酸（EPA）、二十二碳六烯酸（DHA），这三者均为多不饱和脂肪酸。第一种是来源于植物的 α-亚麻酸，是有 3 个双键的多元不饱和脂肪酸，主要存在于坚果类的食物中，如榛子、核桃、开心果等。第二种与第三种为来源于鱼类动物及海豹的二十碳五烯酸和二十二碳六烯酸，如三文鱼、沙丁鱼、鳕鱼等深海鱼类。营养学家和专业医护人员皆认同 omega-3 脂肪酸对人类整体健康的重要性。然而，大多数人在日常饮食中均未能摄取足够的omega-3，未能发挥理想的保健功效。要摄取理想分量的 EPA 与 DHA，你每周需进食多份指定的高脂肪鱼类。例如，国际脂肪酸及脂质研究学会建议每天摄取 500 mg 的 EPA 与 DHA，换句话说，你每周需进食约两份三文鱼（鲑鱼），或约四份沙丁鱼，或约八份比目鱼。假如你患有冠心病，美国心脏协会建议你每周进食五份高脂肪鱼类，或三份三文鱼（鲑鱼），或六份沙丁鱼，或十三份比目鱼。

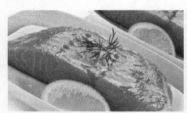 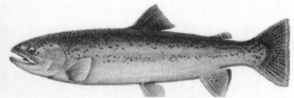

多吃猪肝对眼睛有好处吗

许多营养类书籍对猪肝大加赞赏。猪肝含有丰富的铁、磷等矿物质，是造血不可缺少的原料；猪肝含有大量的蛋白质、微量元素和卵磷脂，有利于儿童的智力和身体发育；猪肝中含有丰富的维生素 A，常吃猪肝，可逐渐消除某些眼科病症。据近代医学研究发现，猪肝具有多种抗癌物质，如维生素C、硒等，而且肝脏还具有较强的抑癌能力，含有抗疲劳的特殊物质。肝脏是贮存养料的器官，同时又是解毒器官，不断发挥其解毒作用，经肝脏代谢后，有毒物质和解毒产物可以随胆汁的分泌而排出体外。所以，正常的肝脏本身是无毒的，可以放心食用。

但是，由于家畜养殖和流通领域较为混乱，常常有报道食品安全问题的事件，如：上海市闵行区中心医院急症室接诊 20 多位表现为头晕、恶心等症状的患者，他们都是同一单位的职工，中午因在食堂共同食用酱爆猪肝，造成了"瘦肉精"中毒。

所谓的"瘦肉精"是一种目前已被农业部禁止添加的动物饲料添加剂，它是治疗某种疾病的药物，全称盐酸克仑特罗，该药在拌入猪饲料中喂猪后，能使猪肉快速生长精肉，猪在吃了"瘦肉精"后，其主要的积蓄都在猪肝、猪肺等处，如果我们吃了含有"瘦肉精"的猪肝、猪肺（即便已烧熟），会立即出现恶心、头晕、肌肉颤抖、心悸等中毒症状。特别是对高血压、心脏病、甲亢和前列腺肥大等疾病患者危害更大，严重的可导致死亡。

因此，虽然猪肝的营养价值比较高，但是由于猪内脏（特别是猪肝、猪肺、猪脑等）"瘦肉精"的含量比较高，食用这些食物更容易遭受"瘦肉精"中毒的危害。

小贴士

□ 一般来说，只要没有挑食的习惯，摄入正常食物，其维生素、微量元素和矿物质等营养元素都是足够的，无须特意食用动物内脏，因其含胆固醇很高，对于老年人和高血压患者不利，同时，由于内脏里可能含有寄生虫，也容易导致人畜共患疾病的发生，所以建议尽量避免食用猪肝等内脏。

有百利而无一害
——户外活动对眼睛好处多

青少年近视发生率的逐年增加是一个世界性的问题，近视发生率最高的是亚洲。据统计：我国近视总人数超过 3 亿人，为世界近视人口总数的 1/3，青少年近视人数位居全世界第一。

在我国，学生的近视率逐年攀升的现象相当明显，几乎以每年 10% 的速度增长，许多城市的初中一、二、三年级近视发病率分别在 50%、60%、70% 左右，许多地区高考生的近视率超过 80%。

如何改善近视发病率逐年增加的现状呢？

在 2015 年 9 月召开的第 15 届国际近视研究大会（International Myopia Conference，IMC）中，有很多研究学者汇报了其从多方面入手所做的近视防控研究的进展。其中最为重要的一点就是提倡户外活动。有研究表明，每天户外活动 2 小时，每周大约在 12 小时，可以减少近视的发生，控制近视的度数增长。尤其是在近视尚未出现和小学时期的孩子，家长和老师应该多鼓励孩子到户外活动，预防和控制近视的发展。

那么为什么户外活动能对近视有帮助呢？以杨智宽教授为团队的研究发现，可能与户外活动处于的自然光线和室内的人造光线的差异有关。模拟户外光线与室内荧光灯对幼年豚鼠自然状态下的屈光发育进行试验，结果表明有显著的差别。高光照强度是减慢近视进展的保护性因素，比如，户外光线的光照强度（≥ 10 000 Lux）远远超过了室内人工光源（日光灯、白炽灯）的光照强度（500~800 Lux），因此，要多到户外活动。另外，将长波长的红光（> 600 nm）滤掉的连续光谱可能会减缓近视的发展。为防止近视，儿童每天需要在至少 10 000 Lux 的光线水平下待上约 2 小时。

当然，在户外活动同时也减少了低头做功课、弹琴、打游戏等近距离用眼的时间，这种情况也同样有利于近视的控制。

再者，新鲜的空气和充分的体力活动都对身心健康有着极大好处，利于消化吸收，增强骨骼肌肉发育，促进钙的吸收。

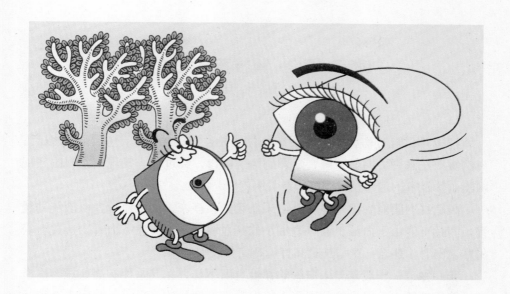

小贴士

　　▢ 户外活动对于正在长身体的青少年来说百利而无一害，应需得到教育主管部门和老师家长的充分认可，加以实施。

输了"眼"，牌技再高又如何
——久坐打牌对眼睛有伤害

打牌对眼睛有伤害吗？曾经有一位老先生在连续打了十多小时牌以后，突然发现左眼视力明显下降，随即到医院就诊，经过检查发现，左眼眼底视网膜血管阻塞，这与长时间打牌有关吗？

眼底视网膜血管阻塞主要是由于血管细、痉挛，加上血管内血液流动缓慢，同时可能由于血液里面一些细小的凝血块一下子堵住了血管，造成血管阻塞、出血。那么，这与长时间打牌有何关联呢？

我们知道，一般老年人血管的弹性有所下降，尤其是伴有高血压、高血脂、糖尿病等心血管疾病的老年人，血管都有硬化的表现，长时间坐在椅子上，运动减少，血液流动减慢，加上思想高度紧张，喝水又少，血液浓缩，黏滞度上升，如果有深静脉的斑块脱落进入到眼底血管，就有可能导致眼底血管阻塞，视力下降。当然，如果脱落的斑块进入到大脑的血管里，就会导致脑梗死。

小贴士

□ 我们对喜欢打牌的老年人提出一些建议：

● 不要长时间坐着，可以在 1 小时左右站起来活动，如上厕所、洗把脸。

● 不要过于投入，本来就是一种娱乐活动，不要非常紧张，有人甚至会血压升高，应该在轻松愉快中自娱自乐。

● 可以多喝点水，有利于血液稀释，避免黏滞度增加而形成血栓。

● 不要在晚上甚至深夜打牌，因为到了晚上更容易引起血管收缩。

● 注意保暖，空气流通，防止缺氧。

头趴在桌上午睡对眼睛有影响吗

——眼球压迫危害大

　　许多同学在中午，尤其是夏天赤日炎炎的中午，喜欢头趴在课桌上稍微打个盹，有利于下午上课精力充沛、好好听课。能够注意休息当然是件好事，但是应如何更健康地休息呢？

　　有些同学在趴着睡觉的时候可能不注意，两只眼睛压在手臂上，时间长了，抬起头来可能会视物模糊，需要过好一阵子才能恢复，这是什么原因呢？原来，在睡觉的时候，头趴在手臂上，双眼正好压在上面，这时角膜可能会出现变形，时间久了，抬头睁开眼睛的时候就会因为角膜的形态还没有完全恢复而出现视物模糊的情况。如果角膜本身有某些缺陷，如角膜偏薄、角膜的弹性较差，或者角膜散光比较大等，加上长期的不恰当挤压，容易造成近视度数加深、矫正视力下降，而最终成为圆锥角膜。圆锥角膜是一种严重影响视力的角膜病，严重的圆锥角膜需要进行角膜移植才能恢复一定的视力，危害极大，所以要尽可能地防止角膜受到伤害。

　　同时，由于眼球受到长期的压迫，眼内压力也会升高，容易损害视神经

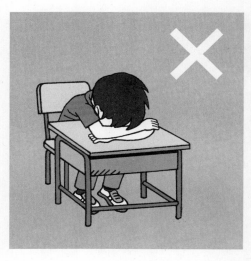
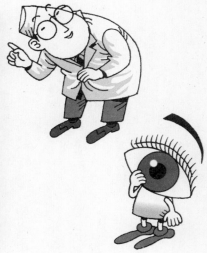

的功能。压迫眼球也会导致血管的压力增大，个别人容易引起眼底血管闭塞，导致缺血。因此，头趴在桌上午睡对眼睛影响大。

小贴士

□ 在进行午睡休息的时候，注意不要压迫眼球，防止一些严重的眼病发生。

你知道过度揉眼对眼睛的危害吗
——眼睛痒的原因多

春天到了，许多人会感到眼睛痒，忍不住会用手揉眼，殊不知，揉眼对眼睛有非常大的影响。

感染

手上有许多细菌，通过手—眼传播导致急性结膜炎的病例非常多见，尤其是在夏天，急性结膜炎（也就是"红眼病"）高发，最主要的原因就是由污染的手揉眼。

过敏

许多人在春天会有花粉过敏，甚至全年都会对外界过敏，造成眼睛奇痒无比，如果用手揉眼以后，会出现眼睛红肿、结膜水肿，像水泡一样地露到眼皮外面。出现这种情况就是由于过度揉眼加重了结膜水肿。

圆锥角膜

慢性长期揉眼会造成圆锥角膜，引起角膜水肿混浊。

圆锥角膜是一种角膜形态向前突出导致严重的散光影响视力，最终引起视力严重受损的角膜非感染性病变。许多研究表明，圆锥角膜与角膜的慢性机械性损伤有关，如角膜的钝性挫伤、过度揉眼等。照片所示的病例就是一位中学生患者来门诊检查视力，原来300度的近视突然加重很明显，检查发现近视度数为600度，有400度散光，而且一只眼睛的矫正视力非常差，仅有0.03，角膜水肿，向前突出，这是一个典型的圆锥角膜病例。

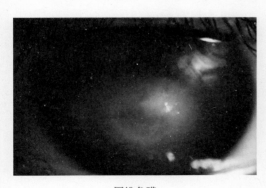

圆锥角膜

询问病史以后发现，该患者有过敏性结膜炎，平时喜欢揉眼，而且揉眼时间很长，一次超过1分钟，揉眼的时候总是感觉眼睛热热的。发生了这种情况就需要进行治疗，首先要配戴硬性角膜接触镜；如果不能改善，就要进行角膜移植。

小贴士

☐告诫大家，尤其是青少年朋友，不要轻易揉眼。

哪些食物对钙的吸收有帮助
——补充钙可以保护眼睛

如何合理科学地补充钙，是许多人在平时饮食安排中经常考虑的问题。补钙最好就是通过食物进行，在日常饮食中，不正确的膳食行为会适得其反。在补钙的时候没有考虑到钙／磷比例是导致人们缺钙的元凶。人体内的钙／磷比例是 2/1，然而，现实生活中，人们由于过多地摄入碳酸饮料、咖啡、西式快餐、动物肝脏等大量含磷的食物，使钙／磷比例达 1/10~1/20，这样摄入过多的磷会把体内的钙排出体外。

同时，在补钙的时候也不能忘记补镁，钙／镁的比例在 2/1 的时候，最容易吸收。含镁较多的食物有：坚果（如杏仁、腰果和花生）、黄豆、瓜子（向日葵子、南瓜子）、谷物（特别是黑麦、小米和大麦）、海产品（金枪鱼、鲭鱼、小虾、龙虾）。

因此，在平时的饮食中可以摄入牛奶 100 g，谷物（特别是黑麦、小米）等粗粮 300~500 g，蔬菜和水果各 300 g，鱼虾 100 g（最好多食深海鱼类），畜禽肉 50 g，蛋类 25 g。在平时的零食中注意补充坚果类食物，如腰果、杏仁等。在西式的食物中奶酪的钙含量高，容易吸收，可以适当食用，但由于能量较高，多吃容易发胖。

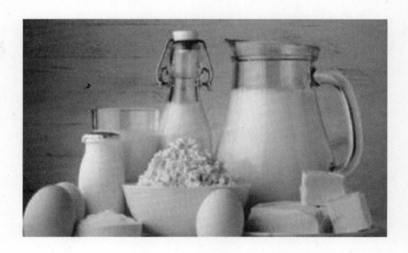

小贴士

□ 许多小朋友爱吃甜食，家长也因为哄孩子总是给孩子吃甜食，但是大家是否知道甜食对身体的危害呢？

□ 研究者通过动物实验证明，糖会让人上瘾："糖瘾有双重作用。一方面，糖分会影响体内激素的分泌，使大脑无法感受到饱腹的信号，越吃越多，肚子饱了还想继续吃；另一方面，糖对体内激素的影响还表现在会使大脑不间断发出要摄入糖分的信号，就像烟瘾一样，吃糖的人会越来越爱吃糖。"

□ 含糖食物在消化、吸收和代谢过程中产生大量的酸性分解物质，与人体内的钙中和，可造成血钙减少，而缺钙则会使眼球壁的弹性降低，眼球壁变薄，眼轴拉长。经过多个国家的研究发现，在伤害眼睛的食物中，甜品是其中杀伤力最大的食物。过量吃甜品会助长近视的发展，这是因为甜食中的糖分在人体内代谢时需要大量的维生素 B_1，如果过量吃糖的话，维生素 B_1 就会大量缺乏。

眼科医生怕过年
——爆竹带来的危害

"爆竹声中一岁除，春风送暖入屠苏。"过年放鞭炮、放烟花似乎是中国人的传统风俗，在礼花色彩斑斓的夜空中，预示着来年美好的祝福；在一声声铿锵有力的爆竹声中，喝退了传说中的怪兽。

然而，爆竹礼花也带来了种种烦恼和危害，大量的颗粒物长时间停留在空气中，硫磺硝烟侵害着我们的呼吸道，使本已十分严峻的空气质量问题又一次雪上加霜；成吨的废弃物给环卫工人的工作带来极大的压力，为了让广大市民清晨醒来有一个清洁的环境，他们在凌晨就开始大干特干、清除垃圾。每年由于爆竹和礼花，尤其是劣质产品，给人身带来的危害与伤害，真是触目惊心！

每逢春节，眼科医生就会遇到爆竹炸伤眼睛的病例。在这些年的工作中，碰到了很多的眼爆竹炸伤，其中有许多的儿童患者，轻则眼部瘢痕形成、毁容，重则眼球失明，很是令人心痛。有一年年三十的晚上，床边急促的电话铃声把我从梦中惊醒，一个朋友因为燃放爆竹不慎，爆竹炸伤了左眼，紧急

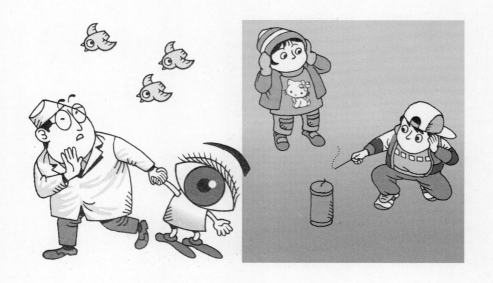

赶到医院。当场检查发现，眼球破裂，眼眶爆裂，眶骨骨折，一只明亮的眼睛就在顷刻之间毁灭，黑暗伴随一生，这是多么残酷的事实啊！

小贴士

□ 从 2016 年 1 月 1 日起，上海市外环线以内区域禁止燃放烟花爆竹。